நோய் நீக்கும் ஹோமியோபதி மருத்துவ முறை

வயிற்றுக் கோளாறுகள்

காரணங்கள் | தடுப்பு முறைகள் | சிகிச்சைகள்

டாக்டர் சி. இராமகிருஷ்ணன்

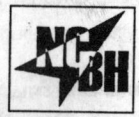

நியூ செஞ்சுரி புக் ஹவுஸ் (பி) லிட்.,
41-B, சிட்கோ இண்டஸ்டிரியல் எஸ்டேட்,
அம்பத்தூர், சென்னை - 600 050.
☎ : 044 - 26251968, 26258410, 48601884

Language : Tamil
Noai Neekkum Homoeopathy Maruthuva Murai

Author: **Dr. C. Ramakrishnan**
First Edition: December, 2011
Second Edition: November, 2022
Copyright: Publisher
No. of pages: vi + 98 = 104
Publisher:
New Century Book House Pvt. Ltd.,
41-B, SIDCO Industrial Estate,
Ambattur, Chennai - 600 050.
Tamilnadu State, India.
email: info@ncbh.in
Online: www.ncbhpublisher.in

ISBN: 978 - 81 - 2341 - 880 - 3
Code No. A 302
₹ **140/-**

Branches

Ambattur (H.O.) 044 - 26359906 **Spenzer Plaza (Chennai)** 044-28490027
Trichy 0431-2700885 **Pudukkottai** 04322- 227773 **Thanjavur** 04362-231371
Tirunelveli 0462-4210990, 2323990 **Madurai** 0452 2344106, 4374106
Dindigul 0451-2432172 **Coimbatore** 0422-2380554 **Erode** 0424-2256667
Salem 0427-2450817 **Hosur** 04344-245726 **Krishnagiri** 04343-234387
Ooty 0423 2441743 **Vellore** 0416-2234495 **Villupuram** 04146-227800
Pondicherry 0413-2280101 **Nagercoil** 04652-234990

நோய் நீக்கும் ஹோமியோபதி
மருத்துவ முறை
ஆசிரியர்: டாக்டர் சி. இராமகிருஷ்ணன்
முதல் பதிப்பு: டிசம்பர், 2011
இரண்டாம் பதிப்பு: நவம்பர், 2022

அச்சிட்டோர்: பாவை பிரிண்டர்ஸ் (பி) லிட்.,
16 (142), ஜானி ஜான் கான் சாலை, இராயப்பேட்டை, சென்னை - 14
☎: 044-28482441

All rights reserved. No part of this book may be reprinted or reproduced or utilised in any form or by any electronic, mechanical, or other means, now known or hereafter invented, including photocopying and recording, or in any information storage or retrieval system, without permission in writing from the publishers.

பதிப்புரை

நோய்களின் பரிணாம வளர்ச்சி என்பது நாளாக நாளாக அகோரமுகம் கொண்டு பிறந்துகொண்டு இருக்கிறது.

மனிதனுக்கு அத்தியாவசியமாக தேவைப்படுவதில் ஒன்று உணவு. அது வயிற்றிற்குள் போய்ச் சேர்ந்து ஜீரணமாகாமல் இருந்தால் பன்முக நோய்களைத் தோற்றுவித்துவிடும் என்பதற்கு இந்நூலொரு சான்று.

நாகரிக சுழற்சியினில், மக்கட் பெருக்கத்தின் உச்சத்தில், சுகாதாரமற்ற நடைபாதையில் விற்கும் உணவாகட்டும், சாக்கடையோடும் கால்வாய்க் கருகில் விற்கும் தின்பண்டங்களாகட்டும் எல்லா வற்றிலும் அசுத்தமே நிறைந்திருக்கும்.

அது வயிற்றினுள் சென்று பன்னிற நோய்களின் கிளையை பரப்பி நிற்கின்றது.

நோய்கள் நாம் உண்ணும் அல்லது அருந்தும் உணவுகளிலிருந்துதாம் அதிகம் பரவுகின்றன என்பதை நூல் விளக்குகிறது. நோய்கள் வயது பார்த்து வருவதில்லை. அது யாரையும் ஆக்கிரமித்துக் கொள்ளும்.

சிறிய தலைவலிக்கும்கூட ஆங்கில மருத்துவத்தை தேடிக்கொள்ளும் காலம்.

நம்முன்னோர்கள் அப்படி வாழவும் இல்லை நோய்வாய்ப்பட்டு குறை ஆயுளில் இறக்கவும் இல்லை. அவர்களின் உணவு பழக்க வழக்கங்கள் வேறு. இன்றைய உணவு பழக்கங்கள் வேறு.

ஒரு வேப்பிலை அல்லது வேறெதாவது மூலிகை யிலைகளையோதான் நோய்களுக்குப் பயன்படுத்தி வந்திருக்கின்றனர். நீண்ட ஆயுள் வாழ்ந்தும் இருக்கின்றனர்.

இன்றைய காலகட்டத்தில் நோய்களிலிருந்து விடுபடுவதற்கான நாட்டு மருந்துகளில் ஹோமி யோபதி மிக முக்கியமானது.

தற்போது அதன் வளர்ச்சி மிக வேகமாக வளர்ந்து கொண்டிருக்கிறது. உதாரணமாக 'சிக்குன்குனியா' காய்ச்சலுக்கு தலைசிறந்த மருந்தென பயன்படுத்தி வந்தது குறிப்பிடத் தக்கது.

ஆங்கில மருத்துவத்தால் சரிசெய்ய முடியாத நோய்களுக்கு ஹோமியோபதிதான் மிக முக்கிய மான மருந்தென நம்பப்பட்டு வருகிறது.

அப்படிப்பட்ட ஹோமியோபதி மருந்துகளால் எந்த வியாதியையும் குணப்படுத்திவிடலாம் என்பதை நூல் நன்கு விளக்குகிறது.

ஹோமியோபதி மருந்துகளை உட்கொள்ளும் மருந்தளவும், கால அளவுகளும் ஒவ்வொருவரின் மனநிலைக்கு தகுந்தாற்போல் நூலாசிரியர் திரு **சி.இராமகிருஷ்ணன்** அவர்கள் விளக்கிச் சொல்லும் விதம் மிக அருமை. இந்நூல் எல்லாருடைய வீடுகளிலும் இருக்கவேண்டிய கையேடு எனச் சுட்டலாம்.

-பதிப்பகத்தார்

பொருளடக்கம்

1. செரிமான மண்டலம் — 1
2. செரிமானப் பணிகள் — 8
3. சில முக்கிய நோய்களும் சிகிச்சை முறைகளும் — 18
4. கல்லீரல் கோளாறுகள் — 84

1
செரிமான மண்டலம்

வாழுகின்ற உயிர்கள் அனைத்திற்கும், மூச்சுவிடுவதற்கும், தசைகள் ஒழுங்காக வேலை செய்வதற்கும், இன்னும் இது போன்ற செயல்களுக்கும் ஆற்றல் அல்லது சக்தி இன்றியமையாதது. அந்த ஆற்றல் நாம் உண்ணும் உணவிலிருந்தே பெறப்படுகிறது. நாம் உட்கொள்ளும் உணவுப் பொருள்கள், பல்வேறு தன்மையானவை திடப்பொருள்களும், திரவப் பொருள்களும், மாவுப் பொருள்களும், கொழுப்புப் பொருள்களும், புரதப் பொருள்களும் ஆகும்.

அவை அவ்வுருவங்களிலேயே உடலின் பல்வேறு திசுக்களுக்குச் சென்று பயன்பட முடியாது. அவ்வாறு செய்வதற்கு உடலில் ஓடும் இரத்தமே உதவுகிறது. எனவே உடலில் ஓடும் இரத்தம் தன்னுடன் அவை எடுத்துச் செல்வதற்கேற்ப, அவை முதலில் திரவப்பொருளாக மாற்றப்பட வேண்டும். இவ்வாறு நாம் உட்கொள்ளும் உணவு உடலின் திசுக்களுக்குப் பயன்படுவதற்கு ஏற்றவாறு கரைசலாக மாற்றப்பட்டுவதற்கே செரிமானம் என்று பெயர்.

உணவுப்பாதை (Alimentary canal)

உணவுப்பாதையின் ஆரம்பம் வாய். நாம் உணவை உட்கொண்டவுடன், வாயினுள் உள்ள பற்கள், அந்த உணவை நன்றாக அரைக்கின்றன. நாக்கு அதற்கு உதவுகிற வகையில் உணவைப் புரட்டிப் புரட்டிக் கொடுக்கிறது.

வாயினுள் மூன்று இணை எச்சில் சுரப்பிகள் அல்லது உமிழ் நீர்ச் சுரப்பிகள் உள்ளன (Salivary glands). வாயினுள் இரு காதுகளின் அருகே ஓரிணை (a pair) சுரப்பிகள் உள்ளன. இவை காதின் முன் புறத்திலுள்ள (Parotid) கோளங்கள் என அழைக்கப் படுகின்றன. கீழ்த் தாடையின் இரண்டு பக்கங்களிலும் உட்புறமாக ஓரிணை சுரப்பிகள் உள்ளன. அவை தாடைக் கீழ்ச் சுரப்பிகள் (Submaxillary glands) எனப்படும். நாக்கின் அடியில் மூன்றாவது இணை அமைந்துள்ளது. அதற்கு நாவின் கீழ்ச் சுரப்பிகள் (Sub-lingual glands) என்று பெயர். இம் மூன்று இணைச் சுரப்பிகளிலிருந்தும் உமிழ் நீர் வெளி வருகிறது.

வாயில் உணவு அரைக்கப்படும்போது அது உமிழ் நீருடன் கலக்கிறது. உமிழ் நீர் காரத் தன்மையுடைய ஒரு திரவம். இதில் நீரும், சில வகை உப்புகளும், டயலின் (Ptyalin) என்ற என்சைமும் அடங்கியுள்ளன. டயலின் மாவுப் பொருட்களை (Starch)ச் சர்க்கரையாக மாற்றும் திறனுடையது. எனவே ஒருவர் உட்கொள்ளும் உணவுப்பொருட்கள் பற்களால் நன்றாக அரைக்கப்பட்டு, மிருதுவாகி உமிழ் நீருடன் கலந்ததும், அப் பொருட்களில் அடங்கியுள்ள கார்போஹைட்ரேட்டுகளின் ஒரு பகுதியான ஸ்டார்ச்சு சர்க்கரையாக மாற்றப்படுகிறது. எனவே

தான் நம் முன்னோர் "நொறுங்கத் தின்றால் நூறு வயது" என்று கூறியுள்ளனர் போலும்.

உணவுப் பொருட்கள், இவ்வாறு எச்சிலுடன் கலப்பதால் மிருதுவாக ஆவதுடன், எளிதில் விழுங்கக்கூடியதாகவும் ஆகின்றன. இவ்வுணவு வாயிலிருந்து தொண்டையின் வழியாக உணவுக் குழலை அடைகிறது. உணவுக்குழல் (Gullet) கழுத்தின் மத்திய பாகத்தில் அமைந்துள்ள ஒரு தசைக் குழல். இது பல தசை வளையங்களால் ஆனது. உணவு இந்தக் குழலின் ஒரு பாகத்தை அடைந்ததும் இங்குள்ள வளையங்கள் சுருங்கி உணவை நெருக்கி அடியில் உள்ள அதே போன்ற வளையங்களுக்கு அனுப்புகின்றன. இவ்விதம் நெருக்கப்பட்டு படிப்படியாக உணவு இரைப்பை (Stomach)யை அடைகிறது.

இரைப்பை

இரைப்பை உதரவிதானத்தின் (Diaphragm) கீழ்பாகத்தில் இடது பக்கமாக, விலா எலும்புகளுக்குச் சற்று கீழே, அமைந்திருக்கிறது. இதன் மேல் வாய் உணவுக் குழலுடனும், கீழ்வாய் சிறு குடலுடனும் இணைக்கப்பட்டுள்ளன. இரைப்பையின் உட்புறச் சுவர்களின் மீதுள்ள சிலேட்டுமப் படலத்தில் (Mucusmembrane) நுட்பமான இரைப்பை நீர்ச் சுரப்பிகள் உள்ளன. இச் சுரப்பிகள் இரைப்பை நீர் (Gastric juice) என்ற ஒரு திரவத்தைச் சுரக்கின்றன. இரைப்பை நீர் ஊறும் போது நாம் அதைப் பார்க்க முடியுமானால் அது ஏறத்தாழ வியர்வை சொட்டும் உடலைப் போன்றதாக இருக்கும். இரைப்பை நீர் தெளிவான அமில குணமுடைய ஒரு திரவம். இதில் சிறிதளவு ஹைட்ரோகுளோரிக் அமிலம், சிறிது தண்ணீர், உப்புகள், பெப்சின் என்ற ஓர் என்சைம் ஆகியவை அடங்கியுள்ளன. உணவு இரைப்பையை அடைந்தவுடன், இரைப்பையிலுள்ள தசைகள் குறுகித் தளர்ந்து, உணவை நாற்புறமும் அழுத்திப் புரட்டுகின்றன. இதனால் இரைப்பை நீருடன் உணவு நன்றாகக் கலக்கப்படுகிறது. இரைப்பை நீர் உணவில் உள்ள புரதப் பொருள்களை (Protein)த் தகர்த்து பெப்டோன்கள் (Peptone) என்ற கரையக்கூடிய

பொருளாக மாற்றுகிறது. இந்த நீரில் உள்ள ஹைட்ரோ குளோரிக் அமிலம் உணவிலுள்ள கிருமிகளை அழித்து விடுகிறது. இரைப்பை நீர், கார்போஹைட்ரேட்டுகளிலும், கொழுப்புகளிலும் எவ்வித மாறுதலையும் உண்டாக்குவதில்லை. உணவு இரைப்பையில் நிற்கும் காலம் அதன் வெந்த தன்மையையும், மெல்லப்பட்ட தன்மையையும் சார்ந்திருக்கும்.

இரைப்பை தன் வேலையை நன்றாகச் செய்ய வேண்டுமானால் அதைச் சேர்க்கின்ற உணவு நன்றாக வேகவைக்கப்பட்டும், நன்றாக மென்று விழுங்கப்பட்டும் இருக்க வேண்டும். அரை குறையாக வெந்த உணவு அரை குறையாகத்தான் சீரணமாகும். நன்றாய் வேகாத உணவை உட்கொண்டால் இரைப்பையில் ஒரு வகையான எரிச்சலும், அடிக்கடி புளித்த ஏப்பமும் உண்டாகும்.

மதுபானம் செய்தல், டீ, காபி போன்ற பானங்களைப் பயன்படுத்துதல், மிளகு, மிளகாய், இஞ்சி, மசாலாப் பொருள்கள் போன்ற வாசனைத் திரவியங்களைப் பயன்படுத்துதல் இரைப்பையின் உட்புறத்தைக் கெடுக்கின்றன. சமையல்காரர் அடுப்பில் உள்ள நெருப்புத் துண்டை எவ்விதத் துன்பமும் இல்லாது தூக்கி எடுப்பது போல, பானங்களைக் கொதிக்கக் குடிப்பதற்கு, வாய் பழக்கப்பட்டிருப்பதால், அதற்கு எளிதாக இருக்கலாம். ஆனால் இரைப்பை பெரிதும் பாதிக்கப்படும்.

அதைப் போலவே மிளகு, மிளகாய், இஞ்சி முதலிய வற்றின் காரம் வாயில் ஒன்றும் செய்வதில்லை. அங்கு அது நெடுநேரம் நிற்பதில்லை. அவற்றை நாம் விரைவில் விழுங்கி விடுகிறோம். இம்மாதிரியான பொருள்கள் வாயைக் காட்டிலும் பல மடங்கு அதிகமாக இரைப்பையில் எரிச்சலை உண்டாக்குகின்றன. வாயைப் போன்று இரைப்பை விரைவில் அவற்றை அப்புறப்படுத்தி விட முடியாது. எனவே உணவு இரைப்பையில் எவ்வளவு நேரம் தங்குகிறதோ, அவ்வளவு நேரம் இரைப்பைக்குத் துன்பம் விளைவிக்கின்றன என்பதை நாமறிதல் நலம். அப்போது இயல்பாகவே வயிற்றில் வலி, எரிச்சல், கடமுட ஒலிகள் தோன்றி நம் தவறைச் சுட்டிக் காட்டுகின்றன.

உணவுப்பொருள்கள் இரைப்பையில் சுமார் 3 அல்லது 4 மணி நேரம் தங்கியபின் இரைப்பை நீருடன் சேர்ந்து, கலந்து நன்றாக அரைபடுவதால் ஒருவிதக் குழம்பாக மாறுகிறது. இக் குழம்பிற்கு அல்லது கூழ் போன்ற பாகிற்கு இரைப்பைப்பாகு (chyme) என்று பெயர். இது இரைப்பையிலிருந்து குடல் வாய் வழியாக, முன் சிறுகுடலை (duodenum) அடைகிறது. அவ்விடத்தில் கல்லீரலிலிருந்து (Liver) ஒரு குழாயின் வழியாக பித்த நீரும், (Bile) கணையத்திலிருந்து (Pancreas) ஒரு குழாயின் வழியாகக் கணைய நீரும் (Pancreatic juice) வந்து கலக்கின்றன. இவற்றைத் தவிர சிறுகுடலிலுள்ள குடல் நீர்ச்சுரப்பிகள் (Intestinal glands) சுரக்கும் குடல் நீர் என்ற செரிமான நீரும் வந்து சேர்கிறது. இந்நீர்கள் அனைத்தும் குழம்பு போன்றிருக்கும் உணவுடன் நன்றாகக் கலக்கின்றன.

கல்லீரல் (Liver)

இது உதரவிதானத்தின் கீழ் வலது பாகத்தில் அமைந்துள்ளது. இதில் இரண்டு பகுதிகள் உள்ளன. ஒவ்வொரு பகுதியிலும் பித்த நீர் சுரக்கிறது. இது அந்தந்த பாகத்திலிருந்து தனித்தனி நாளங்களின் (ducts) வழியாக பித்தப்பை (gall bladder) என்னும் உறுப்பை அடைகிறது. பின்னர் அது அங்கிருந்து மற்றொரு குழாயின் வழியாகச் சிறுகுடலை அடைகிறது. பித்த நீர் மஞ்சள் நிறமும், காரத்தன்மையும் கொண்ட திரவம். பித்த நீருக்கும் விஷம் தடுக்கும் குணம் உண்டு. ஆதலால் அதுகுடலில் வந்து சேரும் உணவைக் கெடாமல் பாதுகாக்கிறது. பித்த நீருக்குத் தனியே உணவைச் செரிக்கும் திறனில்லை. கணைய நீருடன் சேர்ந்து கொழுப்புப் பொருள்களை அமிலப் பொருள்களாகவும், கிளிசரினாகவும் மாற்றிக் கூழ்ப்பாலாகச் செய்கிறது.

கணையம் (Panceas)

இவ்வுறுப்பு முன் சிறு குடலுக்கும், மண்ணீரலுக்கும் (Spleen) இடையேயுள்ளது. இதில் சுரக்கும் கணையநீர் ஒருகுழாயின் வழியாக வந்து பித்தநீருடன் சேர்ந்து முன் சிறு குடலையடைகின்றன. கணைய நீர் ஒரு நிறமற்ற திரவம். இதில்

தண்ணீர், உப்புகள், டிரைப்சின், (Tfypsin), அமைலேஸ் (Amylase), லைபேஸ் (Lipase) என்ற என்சைம்கள் அடங்கியுள்ளன. இம்மூன்று என்சைம்களும் முறையே உணவுப் பொருளிலுள்ள புரோட்டீன், கார்போஹைட்ரேட், கொழுப்பு ஆகிய பொருள்களைச் செரிக்க வைக்கின்றன. டிரைப்சின் என்ற என்சைம் புரதப் பொருள்களைச் சீரணித்து அமினோ அமில (Amino acids) ங்களாக மாற்றுகிறது. லைபேஸ் என்ற என்சைம்கள் கொழுப்புப் பொருள்களைச் செரிக்கச் செய்து, அமிலமாக மாற்றுகிறது. அமைலேஸ், கார்போஹைட்ரேட்டுகளை சீரணித்து மால்டோஸ் என்ற ஒரு வகைச் சர்க்கரையாக மாற்றுகிறது.

குடல் நீர்ச் சுரப்பிகளிலிருந்து ஊறும் குடல் நீர் குடலில் வந்து சேரும் குழம்பு போன்ற உணவில் மிகுந்துள்ள புரதப் பொருள்களையும் கார்போஹைட்ரேட்டுகளையும் சீரணிக்கிறது. இக்குடல் நீரில் உள்ள எரிப்சின் சுக்ரோஸ், மால்டேஸ், லாக்டேஸ் என்ற என்சைம்கள் இவ்வேலையைச் செய்கின்றன. இவ்விதம் எல்லாவித உணவுப்பொருள்களும் சிறுகுடலின் முன் பாகத்திலேயே சீரணிக்கப்பட்டுவிடுகின்றன. அதாவது இரத்தத்தால் எளிதில் உறிஞ்சிக்கொள்ளக் கூடிய கரைசல்களாக மாற்றப்படுகின்றன. இந்தக் கரைசல்களிலிருந்து சத்தான பகுதிகள் சிறுகுடலில் உறிஞ்சப்படுகின்றன. எஞ்சியப் பொருள்கள் பெருங்குடலுக்குள் தள்ளப்படுகின்றன.

பெருங்குடல்

கூழ் போன்ற நிலையிலிருக்கும் பொருளாகிய குடற்பால் (chyle) என்னும் பொருளில் உள்ள சத்துப்பொருள்கள் உட்கிரகிக்கப்பட்டதும் மிகுதியுள்ள பொருள்களில் கலந்துள்ள தண்ணீரை மட்டும் சுமார் 6 அடி நீளமுள்ள பெருங்குடல் உறிஞ்சிக்கொள்ளும். உடலுக்குப் பயனில்லாத கெட்டியான பொருள்களும் மலக்குடலின் (Rectum) வழியாக அவ்வப்பொழுது மலமாக வெளியே தள்ளப்படுகின்றன.

இவ்வாறு கழிவுப் பொருள்கள் வெளியில் தள்ளப்படாவிட்டால் அவை நச்சுப் பொருள்களாகி குருதியிற் கலந்து உடல்

முழுதும் பரவுகின்றன. இதனால் வாய் நாற்றம், தலைவலி, பசியின்மை போன்ற பல நோய்கள் உண்டாகின்றன. மலக்கட்டு உள்ளவர்களின் சுவாசம் கூட மலம் போன்றே நாறுவதை உணர முடியும். எனவே மலக்கட்டு (Constipation) தோன்றாவண்ணம் கவனித்துக்கொள்வது இன்றியமையாதது ஆகும்.

செரிக்கப்பட்ட உணவு குருதியோடு கலத்தல்

நாலு அல்லது ஐந்து துணிகளை ஒன்றாக சேர்த்து ஒருபை செய்து அதனுள் சர்க்கரை கரைந்த நீரை ஊற்றி வைத்தால், அந்நீர் மெதுவாக கசிந்து பையிலிருந்து வெளிவருவதைக் காணலாம். இதுபோன்றே செரிக்கப்பட்ட பொருள்களிலிருந்து ஒருவகைக் கசிவு ஏற்படுகிறது. இந்தக் கசிவுத் திரவம் இரைப்பையின் சுவர்களிலும், சிறுகுடலின் சுவர்களிலும் உள்ள சிறுசிறு இரத்தநாளங்களால் இழுத்துக்கொள்ளப்படுகின்றன.

இவ்வாறு இழுத்துக்கொள்ளப்பட்டு இரத்தத்தோடு கலந்த பொருள் நம் உடல் முழுதும் எடுத்துச் செல்லப்படுகிறது. ஓர் இயந்திரத்தில் பயன்படுத்தப்படுகிற எரிபொருளைப் போன்றே இது நம் உடலுக்கு வேண்டிய வெப்பத்தையும், ஆற்றலையும் தருகிறது.

2
செரிமானப் பணிகள்

செரிமானப் பணிகளும், அவற்றின் முக்கியமான சில குறிகளும் அடையாளங்களும்

உயிர் வாழ்வதற்கும், உடலின் ஊட்டத்திற்கும், வளர்ச்சிக்கும் செரிமானப் பணிகள் மிகவும் இன்றியமையாதவையாகும். உடலின் ஊட்டத்திற்கும், அதற்கான பிறசெயல்களுக்கும், செரிமானப் பணிகளே அடிப்படையானவை. எனவே செரிமானப் பணிகளை நன்றாய் அறிந்து கொள்வது சிறந்தது. இந்தப் பணிகளில் ஏற்படும் சீர்கேடு அறிந்துகொள்ளக்கூடிய அடையாளங்களாலும், குறிகளாலும் வெளிப்படுகின்றன.

செரிமானம் ஒரு நிகழ்ச்சிப் போக்கு (Process) ஒருவருடைய செரிமானம் எவ்வாறு இருக்கிறது என்பதை அறிந்துகொள்வது ஒரு ஹோமியோபதி மருத்துவருக்கு இன்றியமையாதது. அவ்வாறு அறிந்துகொள்வது, ஆபத்துக்காலங்களில் நோயாளிக்கு மருந்தை எந்த முறையில் கொடுக்கலாம் என்பதையும், எந்த மருந்தைக் கொடுப்பது ஏற்றதாக இருக்கும் என்பதையும் அதுகாட்டும்.

ஒருவருக்குச் செரிமானம் மிகவும் ஒழுங்கானதாகவும், வலிமை வாய்ந்ததாகவும் இருந்தால், சில வேளைகளில், எதிர்பாராது, அவரது உணவிலும், பழக்கவழக்கங்களிலும் ஏற்படும் மாற்றங்கள், அவரது செரிமானத்தை அதிகமான அளவு கேடுறச் செய்யாது. அவ்வாறு நிகழ்ந்தால் அவருக்குக் குறைந்த வீரியமுடைய மருந்துகளைக் கொடுப்பதும், அடிக்கடி கொடுப்பதும் ஏற்றதாக இருக்கும்.

வழக்கமாக சிறந்த செரிமானம் உடையவர்கள் சூடு, குளிர், தொற்று நோய், போன்ற புறச் சூழ்நிலைகளில் ஏற்படும் மாற்றங்களாலும் எளிதில் பாதிக்கப்படுவதில்லை. எனினும் ஏதாவது ஒரு காரணத்தால் பாதிக்கப்பட்டு விட்டால், அவர்கள் பிறரைக் காட்டிலும் மிகுதியான துன்பம் அடைகிறார்கள். செரிமானம் வழக்கமாக சீர்கெட்ட நிலையில் இருப்போர்க்கு இதற்கு நேர்மாறானவையே நிகழ்கின்றன.

கழிவுப் பொருள்கள் வெளியேறுவதும், அவற்றின் அடையாளங்களும்

மலம்

மலச்சிக்கல் அல்லது குறைவாக மலம் கழித்தல், உடல் உறுப்புகளின் வெப்பமிகுந்த நிலையைக் காட்டுவதாக இருக்கும் அல்லது குடலின் மந்த நிலையைக் குறிப்பதாக இருக்கும். மிகுந்த கறுமை நிறமான மலம் பித்த நீர் மிகுதியாகச் சுரப்பதைத் தெளிவுபடுத்தும்.

கடினமான கட்டிகள், முடிச்சுகள், புழுக்கை போன்ற மலம், உட்புறத்தில் மிகுதியான வெப்பம் உள்ளது என்பதையும்,

ஈரப்பசை குறைவாயிருப்பதையும், பூந்தசைகளில் காணப்படும் இயல்பான உறுத்தல் குறைவாக உள்ளது என்பதையும் காட்டும்.

மிகுதியான நீர் போன்ற மலம் குடல் நரம்புகள் மிகுதியாக உறுத்தப்பட்டதால் அல்லது தூண்டப் பெற்றதால், அல்லது நரம்புகளின் வேக்காட்டினால் தோன்றலாம். குழந்தைகளிடம் காணப்படுவது போன்று பச்சையான நிறமுடைய வயிற்றோட்டமாக இருந்தால் அது வயிற்றில் மிகுதியான புளிப்பு இருப்பதையோ அல்லது வேதனையோ காட்டுவதாக இருக்கும்.

நோயுற்ற நிலையில் குடலின் உட்புறத்தில் உள்ள பொருள்கள் நீர் மிகுந்ததாக இருந்தால் மலம் வேகமாகவும், தானேயும் வெளியேறும். வழக்கமாக டைபாயிட் சுரத்தின் இறுதி நிலையில் தோன்றுவது போன்று, தானே வெளியேறும் மலம் குடலின் தசைகள் செயலற்றிருக்கின்றன என்பதைக் காட்டும்.

வயிற்றுக்கடுப்பு ஏற்பட்டுள்ள நேரத்தில் வெளியேறும் மலம் அரிப்புடனும், சிரமத்துடனும் இருக்கும்; சில வேளைகளில் இரத்தமும் சீதமும் கலந்ததாக இருக்கும்; சில வேளைகளில் மிகுதியான இரத்தம் மட்டுமே வெளியேறும்.

வாயுத் தொந்தரவும் வயிற்றுத் தொந்தரவும்

பல்வேறு காரணங்களால் இரைப்பையில் காற்று சேர்வது உண்டு. சில வேளைகளில் சீரணக் கோளாறுகளால் அது ஏற்படும். குழந்தைகளின் வயிற்றில் பூச்சியிருப்பதற்கு அடையாளமாகத் திகழ்கிறது. சில வகைக் காய்ச்சலின் போது வயிறு ஊதிப்பெருத்து வலிமிகுந்ததாக இருக்கும்.

குமட்டலும், வாந்தியும்

குமட்டலும், வாந்தியும் இரைப்பை சீர் கெட்டுள்ளது என்பதைக் காட்டுகிறது. அல்லது வயிற்றின் மேற்பாகம் சீர் கெட்டிருக்கிறது என்பதைக் காட்டுகிறது. விழுங்கிய உடனேயே உணவும் தண்ணீரும் வாந்தி செய்யப்படுவது இரைப்பை வேக்காடடைந்துள்ளது என்பதைக் காட்டுகிறது. வாந்திக்கு

முன்னால் இரைப்பையில் வலி இருந்தால் இரைப்பையில் உள்ள உணவு சீரணிக்கப்படவில்லை என்பதைக் காட்டுகிறது. குறிப்பாக வாந்தி செய்வதால் துன்பம் குறைந்தால், வாந்தி செய்வதற்கு முன்னர் தலையில் கடுமையானவலியிருந்தால் இரைப்பைப்படும் துன்பம் கண்டு இரங்கி, தலை நோவெடுக்கிறது என்பதாகும். சாதாரணமாக உடல் உறுப்புகள் ஒவ்வொன்றும், பிற உறுப்புகள் படும் துன்பம் கண்டு வருந்தி நோவதுண்டு. வாந்திக்கு முன்னர் வயிற்றின் வலதுபக்கத்தில், கல்லீரல் பகுதியில் கனமும், வலியுமிருந்தால் அல்லது கசிவுகள் பிடிப்புகள் இருந்தால் கல்லீரல் வேக்காடடைந்துள்ளது என்பதைத் தெளிவாக்குகிறது. இசிவுடனும், பிடிப்புடனும், காலை நேரத்தில் வழக்கமாக வாந்தி செய்வது சிறு நீரில் கல்லடைப்பு இருக்கிறது என்பதைக் காட்டும்.

மூளைபடும் துன்பம் கண்டு இரங்கியோ, அல்லது கருப்பைபடும் துன்பம் கண்டு இரங்கியோ, சிறு நீரகங்களின் வேக்காட்டின் விளைவாகவோ அல்லது குடலில் ஏற்பட்டுள்ள வேக்காட்டின் விளைவாகவோ வாந்தி ஏற்படலாம். அவ்வாறாயின் மலச்சிக்கல் விடாப்பிடியாகவும் தொடர்ந்தும் இருக்கும்.

பசி

உடல் நலன் சிறப்பாக இருக்கும்போது பசி ஒரே சீராகவும், ஒழுங்கானதாகவும், குறிப்பிட்ட இடைவெளிகளில் வழக்கமாகத் தோன்றும். உடல் நலன் கெட்டிருக்கும் வேளையில்தான் பசியின்மையோ, மிகுந்த பசியோ அல்லது அகோரப்பசியோ ஏற்படுவது உண்டு. சில வகையான குறுகிய கால சுரங்களில் சாதாரணமாக பசியின்மை காணப்படும். சீரணிக்கும் திறனில் குறைவு இருந்தாலும், பசியின்மை ஏற்படும். இரைப்பையின் பணிகளில் சீர்குலைவு ஏற்பட்டிருந்தாலும் பசியின்மை மிகுந்து காணப்படும். கல்லீரல் தன்னுடைய வேலைகளைச் செய்ய இயலாது திணறினாலும் பசியின்மை காணும். இரைப்பையில் ஏராளமான வகை, வகையான உணவுப் பண்டங்களை அவசர அவசரமாக திணிப்பதும் கூட

சீரண உறுப்புகளின் பணியைக் கெடுத்து பசியின்மையை உண்டாக்கும். எதிர்பாராமல் வரும், மிகுந்த மகிழ்ச்சியான செய்தியோ அல்லது துன்பம் தரும் செய்தியோ, பசியின்மையைத் தோற்றுவிக்கலாம், சீரண உறுப்புகளில் முக்கியமான உறுப்புகளான கல்லீரல், கணையம், சிறுகுடல் ஆகியவற்றில் ஏற்பட்டிருக்கும் முறைகேடுகளும் பசியின்மையை ஏற்படுத்தும்.

சீரண உறுப்புகளின் கேடுற்ற நிலை சில சமயங்களில் பெரும்பசியையும் உண்டாக்கும். அப்போது நோயாளியின் சீரண உறுப்புகளுக்கு ஓய்வு வேண்டியிருப்பதால், உண்மையில் மிகுதியான உணவு தேவைப்படுவதில்லை, எனினும் அந்த உறுப்பின் நோயுற்ற நிலையே இவ்வாறான பெரும் பசியைத் தூண்டுகிறது.

நோயாளி விரும்பிக் கேட்கும் உணவைக் கொடுப்பதுதான் முறை எனச் சிலர் கூறுவது வழக்கம். ஏனெனில் நோயுற்ற நிலையில் உடல் உறுப்புகளுக்குத் தேவைப்படும் உணவையே அவர் விரும்புவார் என்று கூறுவது வழக்கம். இது முழுதும் ஏற்புடையதல்ல. அந்த உடல் நலனுக்குக் கேடு விளைவிக்கும் உணவுப் பொருள்களை உண்மையில் உடல் விரும்புவது இல்லை. மாறாக, நோயுற்ற நிலையின் காரணமாக ஏற்பட்ட மோசமான கற்பனையின் விளைவாகவும், வேண்டாப்பசியின் விளைவாகவுமே இந்த நிலை தோன்றுகிறது.

பசி நன்றாகவே உள்ளது என்பது பெரும்பாலான சமயங்களில் உடல் நன்றாக இருக்கிறது என்பதையோ அல்லது செரிமானம் நன்றாக இருக்கிறது என்பதையோ காட்டாது. ஏனெனில் சில கடுமையான நோய்களில் பசி கெட்டுப் போவதில்லை. பல சமயங்களில் அது மிகுதியாகவே இருக்கிறது. வாதநோய் தொடர்பான காய்ச்சலில் பசி கேடுறுவதே இல்லை. எலும்புருக்கிக் காய்ச்சலிலும் அவ்வாறு பசி கேடுறுவதில்லை. எனினும் இந்த இரண்டு நோய்களிலும் கூட, வேறு சில சூழ் நிலைகளாலும், காரணங்களாலும் பசியில் மாற்றம் தோன்றலாம்.

நோய் நீக்கும் ஹோமியோபதி மருத்துவ முறை

தாகம்

பெரும்பாலான சுரங்களில் நோயாளி நீர் மிகுதியாகப் பருக விரும்புவார். எனவே தொடர்ந்து ஒருவருக்குத் தாகம் இருக்கிறது என்பது அவருக்கு ஏதோ காய்ச்சல் போன்ற நிலையுள்ளது என்பதைக் காட்டுவதாக இருக்கும். ஆனால் வாயும் தொண்டையும் வறண்டு போவது வேறு காரணங்களால் என்பதால் மிகவும் கவனமாக அது பற்றி முடிவு செய்ய வேண்டும்.

உடலில் தொடர்ந்து நடைபெற்று வரும் நீரை உறிஞ்சுதல் என்ற நிகழ்ச்சிக்கு அல்லது சிறு நீர் மூலமாகவும், வெளியேறும் நீருக்கு ஈடு செய்வதற்கான ஒரு முறையை இயற்கை நமக்குத் தெரிவிப்பதால் நமக்கு ஏற்படுவதுதான் தாகம். அது ஒரு நியாயமான பானத்திற்கான தேவையைக் குறிப்பிடுகிறது.

அதிகமான சூடு, சர்மம் வறண்டிருத்தல், நாக்கு மாசுபடிந்ததாக இருத்தல், விரைவான நாடி ஆகியவற்றுடன் கூடிய இயற்கையாக ஏற்படும் இழப்புகளுக்கு ஈடு செய்வதற்கு எவ்விதத் தொடர்புமில்லாதிருக்கும் தாகம் ஒருவகை சுரத்தின் அறிகுறியாகக் கொள்ளலாம். தாகம் மிக அதிகமாகவும், தீராததாகவும் இருந்து நாடி வேகமாகவும், பலமாகவும் அடித்தால் காய்ச்சல் மிகுதியாக இருக்கும். இரத்தத்தில் உள்ள நீர்ப் பொருள்கள் குறைவாக இருப்பதாலேயே தாகம் ஏற்பட்டிருக்கும்.

இரைப்பையில் புளிப்பு மிகுந்திருந்தாலும் தாகம் மிகுந்திருக்கும். அவ்வாறான சமயங்களில் புளிப்பான ஏப்பங்கள் தோன்றும். உடலில் காய்ச்சல் இல்லாமல் சில்லென்று இருக்கும் போது கூட பல வகையான இழுப்புகளும், இசிவுகளும் இம் மாதிரியான தாகம் ஏற்படச் செய்யலாம். மது மேகம் என்ற நீங்காநோயால் பாதிக்கப்பட்டவர்களுக்கும் இவ்வகையான தாகம் தோன்றுவது இயல்பு.

நாக்கு

நாக்கில் காணப்படும் அடையாளங்கள் மிக முக்கியமான வையாக இருக்கும். நாக்கில் காணப்படும் அடையாளங்கள் பல.

வேறு எந்த விதமான சீர்கேட்டிற்கான அடையாளமும் இல்லாமல் காவி நிற, அழுக்கான அல்லது வெண்படலம் கப்பி இருப்பது போன்றுள்ள நாக்கு, வாயின் உட்பாகத்தின் மேற் பகுதியில் ஏற்பட்டுள்ள நோயைக் காட்டுவதாக இருக்கும். அந்நோய் சில மணி அல்லது சில நாட்களுக்கு முன்னர்தான் ஏற்பட்டிருக்கக் கூடும். எனவே அதை எளிதில் போக்கி விட முடியும்.

நாவின் ஓரங்களையும், நுனியையும் விட்டு விட்டுப் பிற இடங்களில் பிசு, பிசுப்பான பொருள் கப்பி இருந்தாலும், அது நாக்கிலும், வாயிலும் ஏற்பட்டுள்ள கோளாறுகளையே சுட்டிக் காட்டுகின்றன.

நாக்கில் மஞ்சள் நிறமான மாசு படர்ந்திருந்தால் அது பித்த நீர்ச் சுரப்பிகள் பாதிக்கப்பட்டுள்ளன என்பதை காட்டுவதாக இருக்கும்; இயல்பான, சுத்தமான, சிவந்த நாக்கில் ஆங்காங்கே சிறு சிறு சினைப்புகள் காணப்படுவது, அண்மையில் தோன்றியுள்ள நரம்புகளைப் பாதிக்கிற வயிற்றுக் கோளாறுகளைக் காட்டுகிறது. ஆனால் நாக்கு வீங்கியும் இலேசாக வெண்மையான மாசு படர்ந்தும் இருப்பது, சீரண உறுப்புகளின் நரம்புகள் பாதிக்கப்பட்டிருக்கின்றன என்பதையும் அதற்கிரங்கி மூளைபடும் துன்பத்தையும் எடுத்துக் காட்டுவதாக இருக்கும். ஒரு வறண்ட சிவந்த, பளபளப்பான நாக்கு இரைப்பையிலுள்ள நரம்புகள் நீண்ட நாட்களாகப் பாதிக்கப்பட்டுள்ளன என்பதைச் சுட்டிக் காட்டுகிறது.

நாக்கு வீங்கிப் பிளவுபட்டதாக அல்லது வெடித் திருப்பதாகவும், நுனி சிவந்தும் வீங்கியும் இருப்பது, இரைப்பையின் சிலேட்டுமப் பகுதியின் நிலையும், அங்குள்ள நரம்புகளின் நிலையும் சீராக இல்லை என்பதையும், அது நீண்ட நாட்களாக மாறாமல் அவ்வாறே தொடர்ந்து இருந்து வருகிறது என்பதையும் காட்டுகிறது. இது மூளையைப் பாதிக்கிறது. அதன் விளைவாக பெரும் மனச் சோர்வையும், தளர்ச்சியையும் ஏற்படுத்துகிறது.

நாக்கின் மீது கரிய நிற மாசு படிந்திருப்பதும், அதன் நடுவில் வறண்ட ஒரு கோடு காணப்படுவதும், அது நடுங்குவதும்,

அசைக்க முடியாததாக இருப்பதும் சாதாரண காய்ச்சலில் கடுமையான வகை ஒன்று- டைபஸ் அல்லது வயிறு தொடர்பான காய்ச்சல் இருப்பதைக் காட்டும்.

நாக்கின் தோற்றம் எதைக் காட்டுகிறது என்பதை அதனுடன் சேர்ந்த பிற அறிகுறிகளுடன் இணைத்துக் காணப்பட வேண்டும்.

சீரணக் கோளாறுகளும் உணவு முறையும்

ஹோமியோபதி முறையில் சிகிச்சை மேற்கொள்ளும் போது, மருத்துவர் சில உணவு முறைகளை வலியுறுத்திக் கூறுகிறார். அது நோயாளியின் விருப்பத்திற்கு மாறுபட்டதாக இருக்கலாம். எனினும் இந்த உணவுமுறைகள் சிகிச்சை காலத்தில் மேற்கொள்ளப்பட்டால், நோயாளி மிக விரைவிலும், எளிதாகவும் குணமடைவதை அறிய முடியும். ஹோமியோபதி முறையைப் பற்றியோ அல்லது நோயின் தன்மையைப் பற்றியோ அறியாதவர்கள், இந்தப் பத்தியங்களே நோயைக்குணப்படுத்தின என்று கூறவும் துணிவர். அதற்குக் காலமும், பட்டறிவுமே பதிலிறுக்கும்.

உணவுப் பழக்கம்

பிரிட்டனைச் சேர்ந்த டாக்டர் 'சூ' என்பவர் "உணவில்லாது மாண்ட நோயாளிகளைவிட, உணவு வேண்டாதவேளையில் உணவுண்டு மாண்டவர்களே பலர்" எனக் கூறுகிறார். ஆண்டுதோறும் நம் உணவுப்பழக்கங்கள் செயற்கை யானதாகவும், உடலுக்கு உகந்தது அல்லாமலும் ஆகிக் கொண்டே வருகின்றன என்பதை நாமறிவோம். எனினும் நாவுக்கடிமைப்பட்டும், காலவண்ணங்களுக் கடிமைப்பட்டும் நம்முடைய உணவுப்பழக்கம் சீர் கெட்டு வருகிறது.

ஹோமியோபதி உணவு முறை சிகிச்சையின்போது மருந்தின் செயல்திறனைத் தடுக்காமல் இருப்பதற்கும், செரிமான மண்டலம் சிறப்பாக வேலை செய்வதற்கு துணையாக இருப்பதற்கும்தான் மேற்கொள்ளப்படுகிறது, எனினும் நோயாளியின் தனித்தன்மைகளையும், நோயின் தன்மைகளையும் அறிந்து அதற்கேற்ப உணவு முறை பின்பற்றப்பட வேண்டும்.

மருந்து கொடுப்பதற்கான முறைகளும், அளவுகளும்

ஹோமியோபதி மருந்துகள் நன்றாக சோதிக்கப்பட்டு, மெய்ப்பிக்கப்பட்டவை. பட்டறிவு மிகுந்த ஹோமியோபதி மருத்துவர்களின் குறிப்புகளில் காணப்பட்ட மருந்துகளே, இந் நூலின், நோய்களுக்குரிய மருந்தாகக் கொடுக்கப்பட்டுள்ளன. எனவே மருந்துகளைக் குறிகளுக்கேற்ப தேர்ந்தெடுத்துக் கொடுப்பது இன்றியமையாதது.

சாதாரணமாக மருந்துகள் திரவ உருவிலும், மாத்திரை உருவிலும் கிடைக்கின்றன. மாத்திரை பயன்படுத்தப்பட்டால் 5 அல்லது 6 மாத்திரைகளை வாயில் இட்டுச் சாப்பிட வேண்டும். குழந்தைகளானால் 2 அல்லது 3 மாத்திரைகள் கொடுத்தால் போதுமானது. திரவ உருவிலிருந்தால் 3 அல்லது 4 துளி மருந்தை அரை அவுன்சு தண்ணீரில் கலக்கிக் கொடுக்கலாம்.

தலைவலி, நெஞ்சில் சளி, இருமல், மூக்கில் நீர் வடிதல், வயிற்றுக்கோளாறுகள் முதலிய குறுகிய கால நோய்களுக்கும் மருந்தை மாத்திரையாகவோ, தண்ணீரில் கலந்தோ, 2, 3 அல்லது 4 மணிக்கொருமுறை நோயின் தீவிரத்திற்கேற்பக் கொடுக்க வேண்டும்.

அவசரமான நிலையில் உள்ள கடுமையான, அபாய கரமான நோய்களில்-குறிப்பாக, காலரா, வயிற்றுவலி, பிடிப்புகள், இழுப்புகள், வயிற்றோட்டம் போன்றவற்றிற்கு ஒருமணிக்கொரு முறையோ, அரைமணிக்கொரு முறையோ, கால் மணிக்கொரு முறையோ கொடுக்கலாம்.

மருந்துகளைத் தண்ணீரில் கலந்து கொடுக்கலாம். சுமார் அரை அவுன்சு தண்ணீரில் 3 அல்லது 4 சொட்டு மருந்தை ஊற்றிக் கலக்க வேண்டும்.

ஒருமுறை தண்ணீரில் கரைத்த மருந்தை கால் மணிக்கொரு முறை அல்லது அரைமணிக்கொரு முறை ஒரு சிறு கரண்டி

வீதம் கொடுத்தல் நன்று. மருந்து கெட்டுப் போகாமல் அப்படியே வைத்திருந்து ஓரிரு நாட்கள் வரை கொடுக்கலாம்.

மருந்து கொடுத்த பின் நோயாளி அமைதியடைந்து, நோய்க்குறிகள் குறைந்து காணப்பட்டால், மருந்தைத் திருப்பிக் கொடுக்காது நிறுத்தி வைக்கவேண்டும். மீண்டும் நோயாளியிடம் அதே குறிகள் தோன்றினால் மருந்தை மீண்டும் கொடுக்க வேண்டும்.

ஆனால் எந்த வித மாற்றமும் காணப்படவில்லை என்றாலும் அல்லது புதுவகையான குறிகள் தோன்றினாலும், மருந்தை மாற்றி, குறிகளுக்கு ஒத்திசைவான மருந்தைத் தேர்ந்தெடுக்க வேண்டும்.

நாட்பட்ட நோய்களில் ஒரு வாரத்திற்கு ஒரு முறையோ அல்லது ஒரு மாதத்திற்கு ஒரு முறையோ-தேவையானால் ஒரு நாளைக்கு ஒரு முறையேதான் மருந்து கொடுக்கப்பட வேண்டும்.

பொதுவாக தற்காலிக நோயானால் 6,12,30 ஆகிய வீரியங்களில்-அதாவது குறைந்த வீரியங்களில் மருந்தைத் தேர்ந்தெடுத்துக் கொடுக்க வேண்டும்.

நீடித்த நோயானால் 200 வீரியமும் அதற்கு மேற்பட்ட 1m, 10m, C.M. வீரியங்களையும்-நீண்ட இடைவெளிக்குப் பின்னரே கொடுக்க வேண்டும். உயர்ந்த வீரியங்களைப் பயன்படுத்தும்போது, நோயாளியின் நிலையை நன்கு அறிதல் வேண்டும். அதாவது அவர் இந்த மருந்தின் விளைவுகளைத் தாங்க கூடிய வலிமை உடையவரா, இல்லையா என்பதை அறிதல் இன்றியமையாதது.

மருந்தைத் தேர்ந்தெடுக்கும் போதும், மருந்தை மாற்றும் போதும், நிதானம் தேவை. மாற்றும்போது பகை மருந்துகளைத் தேர்ந்தெடுப்பதைத் தவிர்த்தல் நலம்.

3
சில முக்கிய நோய்களும் சிகிச்சை முறைகளும்

பல்வலி
(Toothache)

நாம் உண்ணும் உணவை நன்றாகக் கடித்து மெல்வதுதான் பற்களின் வேலை. அதாவது அவை உணவை நன்றாக அரைத்து அதை உமிழ்நீரோடு சேர்த்து செரிமானம் செய்யப்படுவதற்காக, பிற செரிமான உறுப்புகளுக்கு அனுப்புவதுதான் அவற்றின் சிறப்பான பணி. இது தவிர பற்கள் நாம் பேசுவதற்கும் கூட உதவுகின்றன. "பல் போனால்

சொல் போச்சு" என்பது பழமொழி. பற்களின் நலன் உடல் நலனுக்கு இன்றியமையாதது. எனவே அவற்றைப் பேணிப் பாதுகாப்பதும் இன்றியமையாதது.

பற்களைப் பாதுகாப்பதற்கு அவற்றைச் சுத்தமாக வைத்துக் கொள்வதே இன்றியமையாதது. அவற்றைக் காலை, மாலை விளக்க வேண்டும். பற்களைக் குச்சி அல்லது ஊசி போன்றவற்றைக் கொண்டு குத்துவதைத் தவிர்க்க வேண்டும். அதிகக் குளிரான பொருள்களையோ, அதிகச் சூடான பொருள்களையோ உண்ணுதலைத் தவிர்க்க வேண்டும். கரி, மண், சாம்பல் போன்றவற்றைக் கொண்டு பல் துலக்குதல் கூடாது.

பற்கள் சொத்தையாக இருந்தாலோ, அவற்றில் துவாரங்கள் இருந்தாலோ கூட அவற்றைப் பிடுங்கி விடுவது ஏற்றதல்ல. அவை மிகுந்த ஆட்டமும், வேரில் புண்ணும் உடையவையாயிருந்தால் மட்டுமே அவற்றைப் பிடுங்குவது நல்லது. அவற்றில் வலியோ, வேக்காடோ ஏற்படும் பொழுது ஏற்ற ஹோமியோபதி மருந்துகளைக் கொண்டு அவற்றைப் போக்கிக் கொள்வது நலம்.

பல் வலிக்குப் பயன்படும் முக்கிய மருந்துகள்

1. அக்கோனைட்

காய்ச்சலுடன் பல்வலி, தலையில் சூடு, தடிமன் பிடித்ததால் அல்லது மனதில் ஏற்படும் பரபரப்பினால் ஏற்பட்டால்.

2. ஆர்னிகா

பல் பிடுங்கப்பட்டதால், அல்லது ஏதாவது கருவிகள், ஆயுதங்கள் ஆகியவற்றால் ஏற்பட்ட பல் வலிக்கு.

3. ஆர்சனிக்கம்

குளிரான பொருளை உண்பதாலோ அல்லது பருகுவதாலோ நோய் அதிகமானால்.

4. பெல்லடோனா

தடிமன் பிடித்ததால், தாடை முழுவதும் வலிக்கிற பல்வலி, கன்னம் முழுவதும், காதில் கூட வலி, சூடாக ஏதாவது பட்டால் வலி அதிகரிக்கும்.

5. சாமோமில்லா

காபி, டீ போன்ற பானங்களைக் குடிப்பதால் தோன்றிய பல்வலி, அல்லது பல்வலியின் போது வயிற்றோட்டம், முகம் சிவந்து ஒரு கன்னம் முழுமையும் வீங்கியிருப்பது, அந்த வலி காதிற்குள்ளும், தலைக்கும் செல்வது. வலி அறைக்குள் இருக்கும்போது மிகுதியாக இருப்பது.

கீழ்க்கண்ட காரணங்களால் ஏற்படும் போது,

கருவுற்ற காலத்தில் ஏற்படும் பல்வலி - கல்கேரியாகார்ப்

பால் புகட்டியதால் அல்லது உடலின் இன்றியமையாத் திரவப் பொருள்களின் இழப்பால் - சைனா

வருத்தம், ஏமாற்றம் ஆகியவற்றால் - இக்னேஷியா

பல் நீண்டு விட்டது போன்ற உணர்வு, மிகுதியான வலி சூட்டினால் குறைவு - ஆர்சனிக்

வலியினால் கதறிக் கண்ணீர் விட்டுப் புலம்பல் - காபியா

ஈறுகளில் புண் - மெர்க்கூரியஸ், சிலிகா, ஹெப்பார்சல்ப்

பல்வலியுடையவர்கள் காய்ச்சல் இருந்தால் அல்லது இரைப்பைக் கேடு ஏற்பட்டிருந்தால் இலேசான உணவே உட்கொள்ள வேண்டும். மிகுந்த சூடு, மிகுந்த குளிரான பொருள்களை உண்பதைத் தவிர்க்க வேண்டும்.

தொண்டைப் புண்ணும் டான்சில் வீங்குதலும்
(Sore Throat Inflammation of the Tonsils)

தொண்டையில் புண் ஏற்பட்டு சிவப்பு நிறமுடன் காணப்படுகிறது. தொண்டையின் பின் பகுதி வீங்கி, குரல்கம்மி, விழுங்குவது வலி மிகுந்ததாகவுள்ளது. சில வேளைகளில் காய்ச்சலும் ஏற்படுகிறது. உடனடியாக நோய் நீக்கப்படா விட்டால் விழுங்குவது அதிகமான வலியுடையதாகவும், டான்சில் கோளங்களும், நாக்கும் வீங்கியும் சிவந்துமிருக்கிறது. தொண்டையின் பின் பகுதியிலும், டான்சில் கோளங்களிலும் சீழ்ப்பிடித்த சிறுசிறு வேர்க்குரு போன்ற புறப்பாடுகள் காணப்படுகின்றன. அதிகமான தாகம் இருக்கிறது. நாடித் துடிப்பு வேகமாகவும், பலமானதாகவும் இருக்கிறது. சில வேளைகளில் கன்னங்கள் வீங்கிச் சிவந்திருக்கின்றன; கண்கள் சிவந்திருக்கின்றன. சில வேளைகளில் சன்னிகூட ஏற்படுவ துண்டு. நோய் அதிகரிக்கும்போது டான்சில் கோளங் களிலிருந்து சீழ்வரத் தொடங்குகிறது. பின்னர் வலி நீங்கி நோய் நலமடைகிறது. இந்நோய் அபாயம் மிகுந்ததாகக் கருதப் படவில்லை எனினும் சரியான முறையில் சிகிச்சையளிக்கப் படாவிட்டால் நோயாளி மிகுந்த துன்பம் அடைவார்.

மருந்துகள்

1. பெல்லடோனா

டான்சில் கோளங்கள் வீங்கி; சிவந்து, வலியுடன் கூடியதாக இருப்பது குறிப்பாக சிவப்புக் காய்ச்சலுக்குப் பின் இது மிகவும் பயனுள்ளதாக இருக்கும்.

2. மெர்க்கூரியஸ்

டான்சில் கோளங்கள் வீங்கி இருப்பது காது கேளாமையை ஏற்படுத்துகிறது. கண்ட மாலை தேக வாகுடையவர்களுக்கு மிகவும் ஏற்படுகிறது.

3. கல்கேரியா கார்ப்

கண்டமாலை தேக வாகுடையவர்களுக்கு ஏற்படும் டான்சில் வீக்கத்திற்கு, வெளிறிப்போயிருக்கிற, அழகான தோற்றமுள்ள, தொளதொளப்பான மென்மையான சதைகளைக் கொண்ட குழந்தைகளுக்கு ஏற்றது.

4. ஹெப்பார் சல்ப்

டான்சில் வீக்கம், வறண்ட தொண்டை, விழுங்கும் போது தொண்டையில் குத்தும் வலி, அது ஏதோ ஒரு சிறு சிராய் உள்ளிருப்பது போன்றிருக்கும். டான்சில் கோளங்கள் சீழ்க்கட்டி, உடைவதற்கு கொடுக்க வேண்டும்.

5. லைக்கோ போடியம்

நாட்பட்ட தொண்டைப்புண் தொண்டை இறுக்கப்படுவது போன்ற உணர்வு. டான்சில்களில் குழிப்புண்கள். சிறுநீரில் சிவப்பு மணற்குறுணைகள்.

வாய்வேக்காடும் கன்னங்களின் உட்புறச் சதை அழுகிப்போய் விடுதலும்

(Canker of the Mouth)

இந்த நோயின் முக்கியமான குறிகள் ஈறுகள் மென்மையாகவும், சூடாகவும், சிவப்பாகவும், பஞ்சு போன்றும் இருப்பதுதான். சில வேளைகளில் அவை வீங்கியிருக்கும்; சில சமயங்களில் அவை பற்களிலிருந்து சுருங்கியிருக்கும்; அவை ஆட்டம் காணும்; விழுந்து விடும். வேறு சில சமயங்களில் சிறிய குழிப்புண்கள் ஈறுகளின் மீது தோன்றும், உதடுகளின் உட்புறத்தில் தோன்றும், கன்னங்களிலும், அண்ணத்திலும் (Palate) நாக்கிலும் குழிப்புண்கள் தோன்றும். வாய் நாற்றமிருக்கும், சில நேரங்களில் எச்சிலும், கட்டியான சளியும் ஈறுகளிலிருந்து வெளிவரும். பற்கள் ஆடுவதால் மென்று தின்பது இயலாததாக உள்ளது. தொண்டைப் புண்ணாக இருப்பதால் விழுங்குவதும் துன்பம் தருவதாக உள்ளது. சில வேளைகளில் தொண்டையைச்

நோய் நீக்கும் ஹோமியோபதி மருத்துவ முறை 23

சுற்றியுள்ள கோளங்கள் வீங்குகின்றன. அவை வலி மிகுந்தவையாயிருக்கின்றன. மிகுந்த களைப்பும், சோர்வும் காணப்படுகிறது. பல சமயங்களில் மிகுந்த காய்ச்சலும் காணப்படுகிறது.

மருந்துகள்

1. ஆர்சனிக்கம் ஆல்பம்

குழிப்புண்கள் மிகுதியாகவும், எரிச்சல் நிறைந்தவையாகவும், கடுமையான வலி நிறைந்தவையாகவும் இருக்கும்போதும்; தசைகள் அழுகத் தொடங்கினால், அப்போது ஈறுகள் கரிய நிறமுடையவை ஆகும். நோயாளி விரைவாகப் பலமிழந்து மெலிவார். அப்போது இம்மருந்தை சைனாவுடன் மாற்றி மாற்றிக் கொடுப்பது நலம்.

2. கார்போ வெஜி

வாய்வேக்காடு பாதரசம் சேர்க்கப்பட்ட மருந்துகளை மிகுதியாகப் பயன்படுத்தியதால் ஏற்பட்டிருந்தாலும், நீண்ட காலமாக உப்பிட்ட பண்டங்களை மிகுதியாக உண்டு வந்ததால் ஏற்பட்டிருந்தாலும், ஈறுகளிலிருந்து மிகுதியாக இரத்தம் வந்தாலும், அவை மிகுதியான நாற்றமுடையவை யாயிருந்தாலும் கொடுக்கப்பட வேண்டும்.

3. மெர்க்கூரியஸ் விவஸ்

அனைத்து வகையான வாய் வேக்காட்டிற்கும் மிகுந்த பயனுள்ளது. இந்த மருந்தை நோய் தொடங்கிய உடன் கொடுத்தால் நோய் முற்றாமலேயே தடுத்து விடலாம். இதைத் தொடர்ந்து, இது பயனளிக்கவில்லை என்றால் ஹெப்பார் சல்ப் கொடுக்கலாம்.

4. நேட்ரம் மூர்

மெதுவாக குழிப்புண்கள் பரவும்போது, முன்னர் கூறப்பட்ட எந்த மருந்தும் பயனற்றதாக இருக்கும் அளவிற்கு உணர்வற்றவையாய் அந்தக் குழிப்புண்களிருந்தால் அப்போது

கொடுக்கப்பட வேண்டும். ஈறுகள் வீங்கி, வலி மிகுந்ததாக இருக்கும், அவற்றிலிருந்து இரத்தம் வரும்; குளிர்ந்த உணவும், சூடான உணவும், பானமும் அவற்றைப் பாதிக்கும்; நாக்கின் மீது கொப்புளங்களும், குழிப்புண்களும் தோன்றி நோயாளியைப் பேச இயலாதவராக ஆக்கும் போது.

இந்த நோயின் போது எந்தவகையான புலால் உணவையும் பயன்படுத்துதல் கூடாது. டீ, காபி, மதுபானங்கள் தவிர்க்கப்பட வேண்டும். வாயை தண்ணீருடன் சிறிது எலுமிச்சம் பழச்சாறு கலந்து இலேசாக விரலால் அழுத்திக் கழுவலாம். சிறிதளவு பிராந்தியுடன் தண்ணீர் கலந்தும் இவ்வாறு கழுவலாம்.

நாக்கின் வேக்காடு

(Inflammation of the Tongue)

நாக்கை மெதுவாக இங்குமங்கும் அசைக்க இயலாமல் இருப்பதுடன் இந்நோய் தோன்றுகிறது. மெதுவாக அசைத்தாலே வலி தாங்க முடியாததாக இருக்கிறது. நாக்கு சிவப்பாகவும், சூடாகவும், வீங்கியுமிருக்கும். முதலில் வேக்காடு ஒரு சிறு பகுதியில் மட்டும் தோன்றும், மெதுவாக அது பிற பகுதிகளுக்கும் பரவி நாக்கு முழுமையையும் பாதிக்கிறது. அப்போது விழுங்குவது, பேசுவது அல்லது எச்சிலைத் துப்புவது கூட சொல்லொணா வலியைத் தருகிறது. அந்த வலி கடுமையான எரிச்சல் நிறைந்த கிழிக்கும் வலியாக இருக்கிறது.

சில வேளைகளில் நாக்கு மிக அதிகமாக வீங்கி, வாயிலிருந்து வெளியே நீட்டி வைத்துக் கொள்வதை இன்றியமையாததாக்குகிறது. எனவே மூச்சு விடுவது மிகவும் துன்பம் நிறைந்ததாக உள்ளது. இவ்வாறு நாக்கு வீங்கி இருக்கும் போது, உமிழ் நீர் மிகுதியாக வெளியேறுகிறது. நாக்கின் மீது வெண்மையான மாசு அடர்த்தியாகப் படிந்திருக்கும்.

பெரும்பாலான சமயங்களில் காயங்களினாலேயே இந்நோய் தோன்றுகிறது. பல்வேறு சமயங்களில் ஏதாவது ஓர் இரசாயனப் பொருள் நாக்கில் படுவதால் ஏற்படுகிறது.

மருந்துகள்

1. அக்கோனைட்

அதிகமான வேக்காட்டுடன் ஏராளமான சுரம் இருக்கும் போதும், தொடக்கத்தில் இன்றியமையாத மருந்துகளில் முக்கியமானது.

2. ஆர்சனிக்கம்

வேக்காடு, சதை அழுகிப் போகும் நிலையை அடைந்திருக்கிறது என்பதைக் காட்டக் கூடிய நாக்கின் கறுப்பு அல்லது பச்சை நிறத் தோற்றம் இருக்கும்போது இம்மருந்து மிகுந்த பயனுடையதாக இருக்கும்.

3. ஆர்னிக்கா

பற்களாலோ அல்லது ஏதாவது சிறு ஆயுதங்களாலோ வேக்காடு ஏற்பட்டது என்பது தெரிந்தாலும், அந்தக் காயத்திற்கு அருகில் மட்டும்தான் வேக்காடு இருக்கிறது என்றாலும் கொடுக்கப்பட வேண்டும்.

4. மெர்க்கூரியஸ்

அக்கோனைட் காய்ச்சலையும், அதனோடு சேர்ந்துள்ள பிற கடுமையான குறிகளையும் குறைத்த பின் அல்லது தொடக்கத்தில் கடுமையான வலி, வீக்கம், கடினமான தன்மை ஆகியவையும் எச்சில் மிகுதியாக ஊறும்போது, தொண்டை புண்ணாக இருக்கும்போதும் நாக்கும் புண்ணாகி இருந்தால் அப்போதும் பயன்படுத்த வேண்டும்.

5. பெல்லடோனா

மெர்க்கூரியஸ் மிகுதியாகப் பயனுள்ளதாக இல்லாத போதும் வேக்காடு அருகில் உள்ள பகுதிகளுக்குப் பரவும் போது, வேக்காடு அக்கி போன்று மாறும் போதும், ஈறுகளிலும், நாக்கிலும் சீழ்ப்பிடித்த புண்கள் தோன்றும் போதும், நாக்கோ அல்லது அதனுடன் இணைந்த பகுதிகளோ கடினமாக ஆகும் பொழுதும் கொடுக்கப்பட வேண்டும்.

லாச்சிசிஸ், ஆசிட்பாஸ் ஆகியவை தேவைப்படும் பிற மருந்துகளாகும்.

பொன்னுக்கு வீங்கி
(Mumps)

இந்நோய் காண்பதன் முதற்குறி காதின் கீழ் சாதாரணமாக வலியுண்டாவதுதான். அதன் பின் பாராடிட் கோளங்களும், உமிழ் நீர்ச் சுரப்பிகளும், கீழ்த்தாடைச் சுரப்பிகளும் வெந்து போய் வீங்குகின்றன. வீக்கம் வளர்ந்து பெரிதாகிறது, காய்ச்சல் மிகுதியாகிறது. கழுத்து முழுவதும் பாதிக்கப்படுவதால் விழுங்குவதும், மெல்வதும் இயலாததாகிறது. இவை அனைத்தும் நான்கு அல்லது ஐந்து நாட்களுக்கு அதிகரித்து, பின்னால் மறையத் துவங்குகின்றன. சில வேளைகளில் ஐந்தாவது நாள் அல்லது ஆறாவது நாள் வீக்கம் கழுத்தை விட்டிறங்கி ஆண்களின் விரைப்பகுதிக்கும், பெண்களின் மார்பகத்திற்கும் செல்கிறது. அவ்விடங்கள் மிகுதியான வீக்கமும் வலியும் உடையவையாய் ஆகின்றன. குடற்பகுதியில் வலி அல்லது வேறு பிற அறிகுறிகள் தோன்றுகின்றன.

மருந்துகள்

1. பெல்லடோனா

கண்ணும், முகமும் சிவப்பாயிருத்தல், கோணங்கள் மிகுதியாகச் சிவந்து வீங்கியிருத்தல் குறிப்பாக வலது பக்கம் (இடது பக்கம் மிகுதியான வீக்கமிருந்தால் ரஸ்டாக்ஸ்). அந்தப் பகுதிகளில் அக்கி போன்ற புறம்பாடுகள் ஏற்படக்கூடிய இயல்பு. வீக்கம் திடீரென மறைந்து, துடிக்கும் தலைவலியும், சன்னியும் ஏற்படுதல்; தூக்கம் வந்தாலும் தூங்க இயலாமை.

2. கார்போவெஜி

இலேசான காய்ச்சல், வீக்கம் கடினமாகி குறையாமலேயே யிருப்பது. வீக்கத்தின் விளைவுகள் மேல் வயிற்றிற்கு இறங்கி அங்கு மிகுதியான எரிச்சல் மிகுந்த வலி ஏற்படுவதும், சாதாரண

நோய் நீக்கும் ஹோமியோபதி மருத்துவ முறை

உணவு கூட ஒத்துக் கொள்ளாமை. புளித்த ஏப்பம், உணவின் நாற்றம் ஏப்பத்தில் காணப்படுவது.

3. ஹையாசியாமஸ்

நோய் மூளைக்கு மாற்றப்படுமானால், உணர்வற்ற ஜன்னி, சிவந்தமுகம், எங்கோ பார்க்கும் வெறித்த பார்வை, கழுத்து இரத்த நாளங்கள் மிகுதியாகத்துடித்தல், உடலின் பகுதிகள் நரம்புத்தினவுடன் முறுக்கியிழுத்தலும் வெட்டியிழுத்தலும் ஏற்படுவதும்; கிறுகிறுப்பு ஏற்படும்போது தன்னையே அறியாமல் போய் விடுவது.

4. மெர்க்கூரியஸ்

நோய் தடிமனால் ஏற்பட்டிருந்து, சூடும், நடுக்கமும் மாறி மாறித் தோன்றினால்; தாடைகளில் பிடிப்பும், விழுங்கும் போது வலியும் கொண்ட கோளங்களின் மிகுதியான வீக்கம். நோயைக் குறைக்காத வியர்வை. மிகுதியான எச்சில் ஊறுதல், வாய் நாற்றமெடுத்தல், மிகுந்த அரிப்புடன் கறும் பச்சை நிறமான அல்லது சுண்ணாம்பு நீர் போன்ற மலம்; அனைத்துக்குறிகளும், இரவில், ஈரமான காலத்தில், மழைகாலத்தில் அதிகரிப்பது.

5. பல் சட்டில்லா

பெண்களின் மார்பகத்திற்கு நோய் இறங்கும்போது, (விரைப்பைக்கானால் ஆர்சனிக், கார்போவெஜி) விரை வீக்கமும், வேக்காடும், விந்துப்பாதையிலும், விதைகளிலும் வலி; குளிர் மிகுந்து சில்லென்று இருப்பது, உட்கார்ந்த நிலையிலிருந்து எழுந்திருக்கும் போது கிறுகிறுப்பு; மிகுதியாக மாசு படிந்த நாக்கு, வாயில் மோசமான ருசி, சாதுவான, எதற்கெடுத்தாலும் அழுகிறவர்களுக்கு.

6. ரஸ்டாக்ஸ்

உடலின் பாகங்களில் வலி, ஓய்வுக்குப் பின் நடக்க ஆரம்பிக்கும் போது வலி, இரவு நேரத்தில் அமைதியின்மை, சிவப்பு சுரத்திற்குப்பின் ஏற்படும் பொன்னுக்கு வீங்கி நோய்க்கு.

வயிற்றுக் கோளாறுகள்

"ஒரு சாண் வயிறு இல்லாட்டா, இந்த உலகத்தில் ஏது கலாட்டா" என்ற பாடல் ஒன்று உள்ளது. அதைப் போலவே நாமும் கூட ஒரு சாண் வயிறே இல்லாட்டா இந்த உடலில் "ஏது கலாட்டா" என்று பாடலாம் போலத் தோன்றுகிறது. ஏனெனில் இந்த ஒரு சாண் வயிற்றில் ஏற்படும் மாற்றங்கள் உடலில் உள்ள உறுப்புகள் அனைத்தையும் பாதிக்கிறது. எனவே தான் "நாவை அடக்குவது" மிகவும் இன்றியமையாதது என பெரியோர் கூறியுள்ளனர் போலும்.

உணவு செரியாமை (Indigestion)

செரியாமை என்பதை "ஏராளமான வியாதிகளைத் தன் அருமைப்பிள்ளைகளாகக் கொண்டதாய்" என ஓர் ஆங்கில மருத்துவர் கூறுகிறார். இன்று காணப்படும் நீங்கா நோய்களில் ஆதிகாரணமாக செரியாமையைக் கூறலாம். இந்நோய் மிகவும் சாதாரணமானதாகவும், பல்வேறு முறைகளில் (அதாவது பல்வேறு குறிகளுடன்) வெளிப்படுவதாகவும் விளங்குகிறது. இது பற்றி நாம் இங்கு மிக அதிகமாகக் கூறுவது இயலாது. எனினும் இந்த நோயைத் தூண்டுகிற முக்கியமான காரணங்களையும் அதன் சிறு குறிகளை மட்டும் இங்கு குறிப்பிடுவோம்.

காரணங்கள்

உண்பதில் ஒழுங்கின்மை, அதாவது செரிக்க இயலாத, கொழுப்புச் சத்துக்கள் நிறைந்த உணவுகளையும், உணர்ச்சிகளைத் தூண்டும் சூப் வகைகளையும் பயன்படுத்துதல், மதுபானம் அருந்துதல், சாப்பாட்டிற்கிடையில் நீண்ட நேரம் பட்டினியாக இருத்தல்; இரவு வெகு நேரம் கழித்து உண்டல்; டீ, காபி, மிகுதியாய் பருகுதல், படித்துக்கொண்டே, அல்லது எழுதிக்கொண்டே இருத்தல், உடல் உழைப்பு ஏதும் இல்லாதிருத்தல்.

இந்நோயை இருவகையானதாகப் பிரிக்கலாம். 1. குறுகிய கால அசீரணம் 2. நீண்டகால அசீரணம்.

குறுகியகால அசீரணமும் அதன் காரணங்களும்

மிக அதிகமான கொழுப்புச் சத்துக்கள் நிறைந்த உணவை உண்பது. உடல் வெப்பமாக இருக்கும்போது குளிர்ந்த நீரைக் குடிப்பது; வயிற்றில் பலமான அடி விழுதல், சில வேளைகளில் தோல் வியாதி வெளிவராமல் அமுக்கப்படுவதால் ஏற்படுகிறது; கோபம், வருத்தம் ஆகிய மன உணர்வுகள் ஆகியவற்றாலும் தோன்றுகிறது.

அறிகுறிகள்

பசியின்மை, உணவு வேண்டாமை, வயிறு கனமாக இருத்தல், அழுத்தினால் வலி அதிகமாதல், குமட்டல், கசப்பான, புளிப்பான எதுக்களித்தல் ஏப்பங்கள், ஏப்பங்கள் அழுகிய முட்டை போன்ற நாற்றமுடையவையாயிருத்தல்; இத்துடன் சேர்ந்து முதுகில் வலி, தலையில் முன் பகுதியில் வலி, சிந்திக்க இயலாமை, மனச்சோர்வு, நடுக்கம், காய்ச்சல் ஆகியவை. இம்மாதிரியான அசீரணம் பொதுவாக 'பித்தநோய்' (Billious Attack) என அழைக்கப்படுகிறது.

மருந்துகள்

1. நக்ஸ்வாமிகா

உடல் உழைப்பில்லாத காரணத்தாலோ, மிகுந்த மன உழைப்பின் காரணமாகவோ, அல்லது வயிற்றில் ஏராளமான உணவுப் பண்டங்களைத் திணிப்பதாலோ, அதிகமான புளிப்பு நிறைந்த பானங்களைப் பருகுவதனாலோ, காபி, டீ போன்ற பானங்களை மிகுதியாகப் பருகுவதனாலோ, ஏராளமான மது பானங்களைப் பயன்படுத்துவதனாலோ ஏற்பட்டிருந்தாலும், வறண்ட, வெண்மையான மாசுபடிந்த நாக்கு, அதிகமான தாகம், எதுக்களிப்பு, வாயில் கசப்பு, புளிப்பு, இனிப்புச்சுவை மிகுந்திருத்தல். தண்ணீர் குடித்தால் கூட குமட்டல், அமைதியுற்றவராகவும், எரிச்சல் படுபவராகவும் நோயாளி காணப்பட்டாலும், காலையில் நோய் அதிகரித்தாலும் இம்மருந்தையே தான் கொடுக்க வேண்டும்.

2. ஆன்டிமோனியம் க்ரூடம்

நாக்கில் வெள்ளை அல்லது மஞ்சள் நிறமாசு படிந்திருக்கும் போதும், வறண்டு நடுக்கத்துடன் இருக்கும் போதும்; மிகுதியான தாகம், குளிரான பானங்களைப் பருக அதிகமான விருப்பம். குமட்டல், வாந்தி, வயிற்றில் கல் இருப்பது போன்ற உணர்ச்சி. வயிற்றில் கடுமையான வலி, அமுக்கினால் வலி, கண்ணைச் சுற்றிக் கறுப்பு வளையங்கள், ஒழுங்கற்ற, மெலிந்த, மிகுதியான நாடியோட்டம்.

3. பிரையோனியா

வாய் வறண்டிருத்தல்; மிகுதியான தாகம், நாக்கில் வெண்ணிற மாசு படிந்திருத்தல். பசியின்மை, புளிப்பான பானங்களின் மீது விருப்பம் உணவின் மீது மிகுதியான விருப்பம் அல்லது வெறுப்பு, வயிற்றில் உள்ள உணவுப் பொருள்கள் அனைத்தையும் வாந்தி செய்தல்.

4. இபிகாக்

நாக்கில் மஞ்சள் அல்லது வெண்மையான மாசு படிந்திருத்தல் இரண்டு நாட்களுக்கு முன் உண்ட உணவு கூட செரியாமல் இருத்தல், குமட்டலும், வாந்தியும், சீரணிக்காத உணவை வாந்தி செய்தல், புளித்த நாற்றமுள்ள வாந்தி.

நீண்ட கால அசீரணம்

இந்நோய் இரைப்பையில் உணவு சரியாகச் செரிக்காததால் அல்லது உணவு இரைப்பையிலிருந்து சிறுகுடலுக்குச் சென்ற பிறகு ஊட்டச் சத்துள்ள உணவு, ஊட்டச் சத்தில்லாத உணவிலிருந்து முழுதுமாகப் பிரிக்கப்படாததனால் தோன்றலாம்.

இவை சிலசமயங்களில் உணவில் சில பொருள்களைச் சேர்த்து உண்ணும் போது மட்டும் ஏற்படுகிறது. அல்லது சில சூழ்நிலைகளால் ஏற்படுகிறது. வேறு சில சமயங்களில் எந்த உணவை உண்டாலும் ஏற்படுகிறது.

சீரணம் சரியாக நிகழாவிட்டால், அது நரம்புகளையும் இரத்த ஓட்டத்தையும் பாதிக்கிறது. அல்லது ஒரு சில பகுதிகளுக்கு இரத்தம் விரைந்து சென்று மிகுதியான வலிகளைத் தோற்றுவிக்கிறது. இவை முழுதும் இரைப்பை உணவை குடற்பாலாக மாற்ற முடியாது போராடும் போது ஏற்படுகிறது என்பதை நாம் மனதில் கொள்வது நலம்.

இரைப்பை நீர் சுரத்தலை, உட்கொண்ட உணவு வகை குறிப்பாக கஞ்சா, அபின், டீ, போன்றவையும், மன உணர்ச்சிகளும், குறிப்பாக பயம், கோபம், வருத்தம், கவலை முதலியவையும் நரம்பு மண்டலத்தை முதலில் பாதித்து அதன் மூலம் இரைப்பையை பாதிக்கிறது.

மனச்சோர்வு செரியாமையை உண்டாக்குகிறது என்பது உண்மைதான் என்றாலும், அசீரணம், மனச்சோர்வு, கோபம், எரிச்சல் ஆகியவற்றை உண்டாக்குகிறது என்பதும் உண்மை தான்.

இரைப்பையுடன் தோல் மிகுந்த நெருக்கமுடையது. தோலுக்குக் கொடுக்கப்படும் துன்பம் இரைப்பையை வெகுவாகப் பாதிக்கிறது.

உடலின் ஏதாவது ஒரு பகுதியில் வலி தொடர்ந்து இருந்து கொண்டே இருந்தால் அது இரைப்பையைத் தாக்குகிறது.

இரைப்பையின் துன்பங்கண்டு சிறுநீரகமும், சிறுநீரகம் படும் துன்பத்தைக் கண்டு இரைப்பையும் இரங்கித் தவிப்பதையும் காணமுடியும். சிறு நீரகம் பாதிக்கப் பட்டிருப்பதன் ஓர் அறிகுறி குமட்டலும், வாந்தியும் என்பதை நாம் அறிவோம்.

கண் கூட இரைப்பைக்கு இரங்கித் துன்புறுகிறது. கண்களில் நீர் சொரிகிறது. அவை சிவப்பாகி விடுகின்றன. கண்பட்டைகள் வீங்கி, உறுத்துகிறது. ஏனெனில் இரைப்பையின் உட்புறத்திலுள்ள சிலேட்டுமப் பகுதி தொடர்ந்து உடல் முழுதும் பரவியுள்ளது என்பதை நாம் அறிவோம். கண் குருடாகி விடுவதும் கூட இதனால் ஏற்பட வாய்ப்புகள்

உள்ளன. காதுகளையும், கேட்கும் ஆற்றலையும் செரிமானம் பெருமளவு பாதிக்கிறது என்றால் வியப்படைவீர்கள்.

இருதயம் படபடவென்று, வேகமாக அடித்துக் கொள்ளுதல், நாடித் துடிப்பு மெல்லியதாகவும், அடிக்கடி விட்டுவிட்டு அடிக்கவும் செய்கிறது. சுருங்கச் சொன்னால் உடலின் அனைத்து அவயவங்களும் இரைப்பையில் ஏற்படும் துன்பங்களால் பாதிக்கப்படுகின்றன.

இரைப்பை உண்ட உணவைப் பாலாக ஆக்கும் முயற்சிக்கு எந்தக்காரணங்கள் தலையிட்டுத் தடை ஏற்படுத்தினாலும், அவை இரைப்பையின் முயற்சிகளுக்கு இடையூறாக இருந்து நோயை உண்டாக்கும்.

இரைப்பையை விட்டுச் சிறுகுடலை நோக்கி உணவு செல்லும் வேளையில் செரிமானத்தில் கோளாறு ஏற்பட்டால், உணவு உண்டு சிறிது நேரம் வரை இரைப்பையில் எந்தத் துன்பமும் வலியுமிராது. ஆனால் வலது பக்கத்தில் சிறு குடல் பகுதியில் இலேசான வீக்கமும் துன்பமும் இருக்கும் சில வேளைகளில் முன் சிறு குடல் பகுதியில் ஏற்படும் அசீரணத்தால் வலது சிறுநீரகத்தின் பகுதியில் வலி ஏற்படுகிறது. இரைப்பைக்கும், சிறு குடலுக்கும் மூளைக்கும் நெருங்கிய பிணைப்பு இருப்பதாலும், ஒன்றுக்கொன்று இரக்கப்படும் இயல்புடையனவாக இருப்பதாலும் தலைவலி ஏற்படுவதில் வியப்பொன்றுமில்லை.

இரைப்பையில் உணவு சீரணிக்காதிருக்கும் போது, மெலிந்த நாடி, வெண்மையான படலம் படிந்த நாக்கு, அதன் ஓரங்கள் சிவந்து வெளிறிய நிறமுடையதாக இருக்கும். கண்ணுக்கு முன்னால் பனிப்படலங்கள் தோன்றும், பார்வை பொதுவாக மங்கலாக இருக்கும். தலையில் இலேசான வலி மயக்கம், கிறுகிறுப்பு, வீழ்ந்து விடுவோம் என்ற பயம் ஆகியவை இருக்கும்.

சிறுகுடற் பகுதியில் ஆசீரணம் இருக்கும்போது ஏற்படும் தலைவலியினால் கண்ணுக்குப் பல தோற்றங்கள் ஏற்படும், உடல் சில்லிட்டுப் போகும், தலையில் கடுமையான வலி,

இலேசான கிறுகிறுப்பு, கண்கள் கனமாகவும், வீங்கியும், வலியுடையதாகவும் இருக்கும். வாயுத் தொந்தரவு, வறட்சி, மலச்சிக்கல் ஆகியவை இறுதியாகக் கூறப்பட்ட அறிகுறி-மலச்சிக்கல்-சீரணக்கோளாறு உள்ளது என்பதைக் காட்டுகிறது.

சிகிச்சை

1. நக்ஸ்வாமிக்கா

ஒழுங்கற்ற உணவுப் பழக்கம், டீ, காபி, மிகுதியாக அருந்துவது, மதுபானத்தை அளவுக்கு மீறிக் குடிப்பது இந்தச் சூழ்நிலையில் தடிமன் பிடித்தல், தாகமின்மை, தொண்டை வறட்சி, நாக்கில் வெண்மையான மாசு படிந்திருத்தல், நெஞ்செரிவு, ருசியின்மை, வாயில் எச்சில் ஊறுதல், வாந்தி எடுத்தல், இரைப்பையில் வலி, மலச்சிக்கல் அல்லது கடினமான மலம் சிறிதளவே வெளியேறுதல், தலையில் கனம், காதுகளில் ரீங்காரம் இடுதல், சிந்திக்க இயலாமை, முகத்தில் சூடு.

2. பல்சட்டில்லா

கொழுப்புப் பொருள்கள் இரைப்பைக்குத் துன்பம் விளைவிக்கும் போதும்; பல்வேறு உணவுப்பொருள்கள் வாய்வுத் தொந்தரவையோ, வலியையோ தோற்றுவிக்காமல் ஒன்று சேர முடியாதிருந்தால், வாயில் கசப்பான மழு மழுப்பான ருசியிருந்தால், உணவு வகை அனைத்தும் கசந்தால், வாயில் சளி வந்து அடைத்துக்கொண்டால், வயிறு ஊதிக்கொண்டால், மிருதுவான, துன்பம் தருகிற மலம் அல்லது வயிற்றோட்டம்-பலமற்ற தன்மை உடல் சில்லிட்டிருப்பது போன்ற உணர்வு, சிறு விஷயங்களும் எரிச்சலை உண்டாக்குதல்.

3. ஆன்டிமோனியம் க்ருடம்

இரைப்பையில் துன்பம் மிகுதியாக இருந்தால் அல்லது நாக்கில் வெண்மையான மாசு படிந்திருந்தால் அல்லது கொப்புளங்கள் நிறைந்திருந்தால்; முன்னர் உண்ட உணவின் ருசி வெளிப்படுகிற ஏப்பம், வாயிலிருந்து எச்சில் அதிகமாக

வெளிப்படுவது; அல்லது நாவில் உப்புச்சுவையுடன் கூடிய எச்சில் மிகுதியாக வெளிப்படுதல்; தொண்டையின் மிகுதியான சளி அடைத்துக்கொள்ளுதல்; அதிகமான தாகம்-குறிப்பாக இரவு நேரத்தில்; பித்தம் அல்லது சளி போன்ற பொருளை வாந்தி செய்வதும்; வயிறு முட்ட இருப்பது போன்ற உணர்வு, வலி; ஒருநேரம் மலச்சிக்கலும், மற்றொரு நேரம் வயிற்றோட்டமும் இருப்பது.

4. பிரையோனியா

உடல் சில்லென்று குளிர்ந்திருத்தல்; இரைப்பையில் துன்பம் நிறைந்திருத்தல், மலச்சிக்கல்; வெண்மையான அல்லது மஞ்சளான மாசு படிந்த நாக்கு, இரவும் பகலும் மிகுதியான தாகம்; தொண்டையும் இரைப்பையும் வறண்டிருப்பது; இந்த மருந்து வெதுவெதுப்பான, ஈரமான காலநிலைக்கு மிகவும் ஏற்றதாகும்.

அசீரணத்தில் பயன்படக்கூடிய வேறு சில மருந்துகளும்; அவற்றைப் பயன்படுத்துவதற்கான முக்கியமான அறிகுறிகளும்,

செரிமானம் மிகவும் குறைவானதாக இருப்பதால் எந்த உணவை உண்டாலும் துன்பம் ஏற்பட்டால்: கார்போ வெஜ்; சைனா; நக்ஸ்வாம் சல்ப்.

குளிர்ந்த நீர் ஒத்துக்கொள்ளாவிட்டால் அல்லது அதைப் பருகியவுடன் வாந்தி ஏற்பட்டால்: ஆர்சனிக்கம்; சாமோமில்லா; சைனா; நக்ஸ்வாமிக்கா; பல்சட்டில்லா; வெராட்டிரம்.

பால் பருகியதால் ஏற்பட்டால்: பிரையோனியா; கல்கேரியா கார்ப்; நக்ஸ்வாமிக்கா; சல்பர்.

புலால் உணவுகளை மிகுதியாக உண்டதால் ஏற்பட்டால்: பெர்ரம்; ரூடா சிலிகா; சல்பர்.

கொழுப்பு மிகுந்த உணவுகளால் ஏற்பட்டால்: நேட்ரம் மூர்; பல்சட்டில்லா; செபியா; சல்பர்.

உடல் உறவுகள் மிகுதியினால்: கல்கேரியா; மெர்க்; நக்ஸ்வாம்; பாஸ் ஆசிட்; ஸ்டாபிஸாக்கிரியா.

மிகுதியான எழுத்து வேலையுடையோர்: கல்கேரியா; லாச்சிசிஸ்; ஆர்னிகா; பல்சட்டில்லா; சல்பர்.

உணவு

எந்தவிதமான உணவை உண்டாலும் செரிமானம் மிகவும் துன்பம் நிறைந்ததாக இருக்குமானால் நோயாளியின் அனுபவத்தில் எந்த உணவுப் பொருள்கள் குறைந்த துன்பத்தைத் தருகின்றனவோ அவற்றையே உண்ணுதல் வேண்டும். ஆனால் அவற்றை நன்றாக மென்றுதின்பது இன்றியமையாதது ஆகும். அதையும் குறைவாகவே உண்ணுதல் வேண்டும். வேறு சிலருக்குப் பல உணவுப் பொருள்கள் ஒத்துக்கொள்ளலாம். ஒத்துக்கொள்ளும் உணவுப் பொருள்களையே குறைந்த அளவில் உண்ண வேண்டும் எனினும் நன்றாக மென்றே உணவுப் பொருள்களை விழுங்க வேண்டும்.

பசி இன்மை

(Loss of Appetite)

பசியின்மை, பெரும்பாலான சமயங்களில் உடலில் ஏற்பட்டுள்ள அடிப்படைக் கோளாறையோ அல்லது இரைப்பையில் ஏற்பட்டுள்ள ஓர் இடையூறையோ குறிப்பதாக இருக்கும். மதுபானங்கள், டீ, காபி, புகையிலை ஆகியவற்றை மிகுதியாகப் பயன்படுத்துவதாலும் கண்டகண்ட மருந்துகளைப் பயன்படுத்துவதாலும், உடல் உழைப்பு எதுவுமே இல்லாததாலும், நல்ல காற்றோட்டமில்லா அறைகளில் வாழ்வதாலும் இத்துன்பம் ஏற்படலாம்.

இவ்வகைத் துன்பத்தால் பாதிக்கப்பட்டவர்கள் உடலுரமாக்கிகளையோ, வேறு இரைப்பையை செயற்கையாக வேலைசெய்யத் தூண்டும் ஊக்கி மருந்துகளையோ பயன்படுத்துவதைத் தவிர்க்க வேண்டும். இரைப்பையும், பிற சீரண உறுப்புகளும் செயலற்ற நிலையில் வலுக்கட்டாயமாகத்

திணிக்கப்பட்ட உணவு சீரணமாகாது எனவே இரத்தத்துடன் கலக்கவும் கலக்காது. அதுமட்டுமல்லாது உடலுக்கு ஊறும் விளைவிக்கிறது. சிலவேளை இதுவே ஏதோ ஒரு கடுமையான நோயின் அறிகுறியாக இருக்கலாம்.

மருந்துகள்

1. சைனா

அனைத்துவகை உணவுப் பொருள்களின் மீதும் வெறுப்பு, பசியின்மை; அனைத்தும் கசப்புச் சுவையுடையதாகவே இருப்பது (பிரையோனியா, பல்சட்டில்லா, ஆகியவை கூட), ஏராளமான இரத்தப் போக்கிற்குப் பின்னும், கடுமையான நோய்களுக்குப் பின்னும் ஏற்படும் பசி இன்மை.

2. மெர்க்கூரியஸ்

கேடுற்ற சுவை-குறிப்பாகக் காலை வேளையில் (பல் சட்டில்லா கூட) முழுவதும் பசியின்மை (சைனா, நக்ஸ்வாமிகா) உட்கார்ந்திருக்கும் போது வயிற்றில் ஒரு கல் கிடப்பது போன்ற உணர்வு உள்ளது.

3. நக்ஸ்வாமிக்கா

கசப்புருசி, கசப்பு ஏப்பம், கசப்பு வாந்தி(பல்சட்டில்லா கூட) எந்த உணவும் சுவையுடையதாக இல்லை; உணவின் மீது வெறுப்பு, குறிப்பாக ரொட்டி, காபி, புகையிலை; பிராந்தி குடிக்க வேண்டுமென விரும்புகிறார். பெரிய சிரமத்துடன் வெளியேற்ற வேண்டியதிருக்கிற மலம், மலச்சிக்கல். இம்மருந்து மேசையடித் தொழிலாளர்களுக்கும், முறை தவறி வாழ்பவர் களுக்கும் ஏற்றதாகும்.

4. பல்சட்டில்லா

கெட்ட நாற்றமுள்ள, கசப்பான சுவை - குறிப்பாக உணவையும், பானத்தையும் விழுங்கியவுடன், கொழுப்புச் சத்தான

உணவின் மீது வெறுப்பு, மாமிசம், ரொட்டி, பால் ஆகியவற்றின் மீது வெறுப்பு, புகையிலையை மிகுதியாகப் பயன் படுத்தியதால் பசியின்மை. பலமணி நேரத்திற்கு முன் உண்ட உணவு எதுக்களித்தல். இது மென்மையான, எளிதிற் கண்ணீர் விடும் தன்மை கொண்டவர்களுக்குப் பெரிதும் ஏற்றது.

பெரும் பசி

(Morbid Appetite)

பசியின்மை போலவே பெரும் பசியும் செரிமான மண்டலத்தில் ஏதோ ஒரு சீர்கேடு இருக்கிறது என்பதைக் காட்டுகிறது. குடற்பூச்சிகள் மிகுந்திருக்கும் போதும், கருவுற்றகாலங்களிலும், ஹிஸ்டீரியா நோயால் பீடிக்கப்பட்ட போதும், கடுமையான நோய்க்குப் பின் நோயாளி தேறுகிற காலத்திலும் இந்நோய் தோன்றுகிறது. நோயாளி-உடலின் தேவைக்கு அதிகமாக-தின்றுகொண்டே இருக்க வேண்டுமென எண்ணுகிறார். நீரிழிவு நோய்க்கு இது முன்னறிவிப்பாகவும், அது தோன்றிய பின்னும் இது நிகழலாம்.

மருந்துகள்

1. சைனா

தீராத பசி, குறிப்பாக இரவு நேரங்களில்; புளிப்பான பழங்கள் சாப்பிட விருப்பம், திராட்சை ரசம் பருக வேண்டு மெனவிருப்பம். நொறுக்குத் தீனிகள் மீது அதிக விருப்பம். மிகுதியான தாகம் இருப்பினும் ஒரு நேரத்தில் சிறிதளவே குடிக்கிறார்.

2. சீனா

நோயாளி குடற்பூச்சிகளால் துன்புற்றால்: சொல்லொணாப் பசி, நல்ல ஒரு விருந்துச் சாப்பாட்டிற்குப் பின்னர் கூடப்பசி, ஒரு காலத்தில் சிறிது நேரம் சிறுநீரை வைத்திருந்தால் அது பால் போன்ற நிறமுடையதாகிறது.

3. சிலிகா

நோயாளி மிகுந்த பசியுடையவராக இருக்கிறார், ஆனால் உண்ணும் விருப்பம் இல்லை. மலச்சிக்கல்; மலம் சிறிதளவு வெளிவந்த பின் உள்ளே போய் விடுகிறது.

4. ஸ்டாபிசாக்ரியா

பெரும்பசி, வயிறு முட்ட உணவு இருக்கும்போது கூட பசி, மதுபானம், புகையிலை ஆகியவற்றைப் பயன்படுத்த விருப்பம்.

நெஞ்செரிவு

(Heart burn)

செரிமானக் குறைவு அல்லது கோளாறு உள்ளவர்களுக்கு சாதாரணமாக வரும் நோய் இது. இரைப்பையில் காணும் எரிச்சல் மிகுந்த வலிக்கே இந்தப் பெயர் சூட்டப்படுகிறது. சில வேளைகளில் இரைப்பை முழுமையையும் இந்த நோய் பாதிக்கிறது. இரைப்பையில் பொறுக்க இயலாத கடிக்கும் வலி, குமட்டல், பலமின்மை, கைகால்கள் சில்லிட்டுப் போதல், மனதில் கவலை, சில சமயங்களில் மயக்கம் ஏற்படுவதும் உண்டு. இரைப்பையில் தோன்றும் இந்த எரிச்சலும், வலியும் மேல் நோக்கிச் சென்று இருதயத்தைத் தாக்குவதுண்டு. அங்கு எரிச்சலும், கீழிருந்து மேல் நோக்கி அழுத்தும் வலியும் காணும். இதுவும் அசீரணம் போன்றதே. அதற்குரிய மருந்துகளையே இந்நோய்க்குப் பெரிதும் பயன்படும்.

குறிகளுக்கேற்ப - நக்ஸ் வாமிக்கா; சாமோமில்லா; சைனா; கார்போவெஜி. ஆகிய மருந்துகளில் ஏதாவது ஒன்று கொடுக்கப்பட்டால் உறுதியாக நோய் குணமாகும். மாக்பாஸ் 6 x யை வெந்நீரில் கரைத்துக் கொடுத்தால் - சில விநாடிகளில் நோய் நீங்கும் - பின்னர் குறிகளுக்கேற்ப வேறு மருந்துகள் கொடுக்கப்பட வேண்டும்.

குன்ம நோய்

(Spasm of the stomach)

வயிற்றில் துன்பம், குலையெரிச்சல், வயிறு மென்மை யாயிருத்தல், வெண்மையான மாசு படிந்த நாக்கு, வாயில் புளிப்புச் சுவை, புளித்த ஏப்பம் வருதல் ஆகிய இவை அனைத்தும் குன்ம நோயின் சாதாரணக் குறிகளாகும். சில வேளைகளில் தலைவலியும், வாந்தியும் கூட ஏற்படலாம். முதுகில் இரண்டு தோள்களுக்குமிடையில் வலி தோன்றுகிறது. அந்த நேரத்தில் ஏதாவது ஆகாரத்தை உண்பதால் வலி நின்று விட்டு, சிறிது நேரம் சென்று மீண்டும் தோன்றுகிறது. அப்போது இன்னும் கூட வலி அதிகமாக இருக்கலாம். ஈரல் தன் வேலையைச் செய்ய முடியாதிருப்பதால் மலம் எப்போதும் சிறிது வெளுத்தே இருக்கும்.

குன்ம நோய்க்குப் பல காரணங்கள் உள்ளன. ஆனால் மிகவும் சாதாரண காரணம் உணவை அதிவேகமாக உண்பது தான். அவசரமாய் உண்ணும் போது, உணவு நன்றாக மெல்லப்படாமல் அப்படியே மொத்தம், மொத்தமாக விழுங்கப்படுகிறது. அந்த மென்றரைக்கப்படாத பொருள்களை எவ்வாறாவது சீரணித்தே ஆக வேண்டும். எனவே இரைப்பை மிகவும் அதிகமான, புளித்த இரைப்பை நீரை வெளி விடுகிறது. இதனால் குலை எரிச்சலும், புளித்த ஏப்பமும் உண்டாகின்றன. பெரும்பாலோர் உணவை நன்றாகப் பக்குவப்படுத்துவதில்லை. அரைகுறையாக வெந்த உணவுகளை உண்டாலும் இவ்வாறான குன்ம நோய் உண்டாகிறது. மிதமிஞ்சி உண்பதனாலும் இந்நோய் தோன்றுகிறது. உப்பு அல்லது சர்க்கரையைப் பயன்படுத்தி கெடாமற் பக்குவப்படுத்திப் பாதுகாக்கப்பட்ட, தகுதியற்ற உணவுகளை உண்பதனாலும் இஞ்சி, மிளகு, மிளகாய் முதலிய காரப் பொருள்கள் மிகுதியாகச் சேர்க்கப்பட்ட உணவுகளைத் தொடர்ந்து உண்டு வருவதனாலும், மிதமிஞ்சி உண்பதனாலும் இந்நோய் உண்டாகிறது. இவ்வாறான உணவுப் பழக்கங்களினால் இரைப்பை கெட்டு தன் வேலையைச் செய்ய சக்தியற்றதாக ஆகி விடுகிறது. சில வேளைகளில் தன் வேலையைச் செய்ய மறுக்கிறது.

மதுபானங்களை வழக்கமாகப் பயன்படுத்துகிறவர்களுக்கு குன்ம நோய் எளிதில் தோன்றுகிறது. இவர்களுக்கு உண்மையான நல்ல பசி தோன்றுவதேயில்லை. எனவே ஏதாவது உண்ண வேண்டுமெனில் உப்பு, உறைப்பு ஆகியவை நிறைந்ததாகவும், வாசனை மிகுந்ததாகவும் இருக்க வேண்டும். அதையும் அவர்கள் அவசர, அவசரமாக விழுங்கவே செய்கின்றனர். இவர்களுக்கு அடிக்கடி வயிற்று வலி தோன்றுகிறது. வாந்தி செய்கிறார்கள். மதுபானத்தைப் போலவே புகையிலையும்-அது எந்த உருவில் பயன்படுத்தப்பட்டாலும்-குன்ம நோய்க்குப் பெரிதும் காரணமாகிறது.

"மருந்தை முறித்து விடும், வாய் வறளச் செய்யும், திருந்து பல வீனம் சேர்க்கும்-பொருந்து பித்தம் உண்டாக்கும் விந்தழிக்கும், ஒரு புகையிலையைக் கண்டார்க்கும் ஆகாது காண்."

என்று "அகத்தியர் குணபாடம்" - புகையிலையின் தீமைகளை எடுத்துரைக்கிறது.

இவ்வாறாகக் குன்ம நோய் பெரும்பாலும் மேசையடித் தொழிலாளர்களுக்குத் தோன்றுகிறது. ஏனெனில் அவர்கள் நாள் தோறும் தசைகளுக்குப் போதுமான வேலை கொடுப்பதில்லை.

மேலே குறிப்பிட்ட காரணங்களோடு வேளை கெட்ட வேளையில் உண்பதையும் சேர்த்துக்கொள்ள வேண்டும். சாப்பாட்டிற்கு இடையில் உண்ணுதலும், காபி, டீ போன்ற பானங்களை இடையில் மிகுதியாகக் குடித்தலும், இராக் காலங்களில் நேரங்கழித்து வயிறு புடைக்க உண்பதும் காலக் கிரமத்தில் சீரணத்தைக் கெடுக்கும்.

சிகிச்சைக்கான மருந்துகள்

1. நக்ஸ்வாமிக்கா

இம் மருந்து இந்நோய்க்குரிய மருந்துகளில் முக்கியமான தாகும். குறிப்பாக நீண்ட நாட்களாக, கடுங்காபி (Strong Coffee)

அல்லது தேநீர் குடித்ததால் தான் ஏற்பட்டிருந்தாலும், அல்லது தொடர்ந்து மதுபானங்கள் அருந்தியதால் ஏற்பட்டிருந்தாலும் கொடுக்கப்பட வேண்டிய மருந்தாகும். பாதிக்கப்பட்ட நோயாளி மூல நோயால் அவதிப்படுபவராக இருந்தாலும் அல்லது நரம்புக் கோளாறுகளால் பாதிக்கப்பட்டவராயிருந்தாலும் இம்மருந்தே தான் கொடுக்கப்பட வேண்டும். வயிற்றில் ஏதோ ஒன்று அழுத்துவது போன்ற உணர்வு, பிழிவது போன்ற உணர்வு அல்லது இழுப்புவலி-அவருடைய உடை இடுப்பிற்கு அருகில் மிகவும் இறுக்கமாக பொறுத்துக்கொள்ள முடியாதவாறு இருத்தல். அல்லது விலா எலும்புகளுக்குக் கீழே வாய்வு பொருமிக்கொண்டிருப்பது போன்ற உணர்வு, இவை அனைத்தும் சாப்பாட்டிற்குப் பின்னரும், காபி, டீ, அருந்திய பின்னரும் மிகுதியாகும். பெரும்பாலான சமயங்களில், மார்புக்கூட்டில் ஒரு வலி காணப்படுகிறது. அது சில வேளைகளில் தோள்களுக்கு மத்திவரை செல்கிறது.

குமட்டலும், வாயில் நீர் ஊறுவதும், புளிப்பான, கசப்பான ஏதுக்களிப்பும், தொண்டை எரிச்சலும் காணப்படுகிறது. மலச்சிக்கல், தலைவலி, இருதயம் படபடவென்று அடித்துக் கொள்ளுதல் ஆகிய குறிகளுக்கு.

2. கார்போ வெஜி

நக்ஸ்வாமிக்கா கொடுத்து இரண்டு அல்லது மூன்று மணிக்குள் நோயாளியிடம் எந்த வித முன்னேற்றமும் காணப்படவில்லை என்றால் இம்மருந்து கொடுக்கப்பட வேண்டும்.

3. சாமோமில்லா

வயிற்றுக் குழியில் ஒரு பாறாங்கல் கிடப்பது போன்ற உணர்ச்சி வலி, வயிற்றில் பொருமல், மூச்சுவிட இயலாத அளவிற்கு வாய்வுப் பொருமலும், தொந்தரவும், கவலையும், வருத்தமும் நிறைந்திருப்பது, துடிக்கும் தலைவலி, காபி பருகியவுடன் துன்பம் குறைவது.

4. பல்சாட்டில்லா

வயிற்றில் தெறிக்கும் வலி, அசைந்தால் அதிகமாதல், கடினமான, கொழுப்புச் சத்துள்ள உணவுகளை உண்டதால் நோய் ஏற்பட்டிருந்தால்; வாந்தி, வயிற்றுக்குழியில் வலி, சாப்பிட்டவுடன் அதிகமாதல்; மாதவிலக்கு வராமல் தடை செய்யப்படுவதால் ஏற்பட்டிருந்தால், அந்த வலிக்கும் இம் மருந்தே கொடுக்கப்பட வேண்டும்.

இவை தவிர-சைனா-பிரையோனியா, லைக்கோ போடியம், செலிடோனியம் ஆகிய மருந்துகளும் குறிகளுக்கேற்பக் கொடுக்கப்பட வேண்டும்.

வாந்தி

(Vomiting)

இந்நோய் பல்வேறு நோயின் காரணமாகத் தோன்றுகிறது. இரைப்பை, கல்லீரல், கருப்பை, குடல்கள், மண்ணீரல், சிறுநீரகம் ஆகியவற்றில் ஏதாவது ஒன்றில் ஏற்பட்டுள்ள துன்பத்தைக் காட்டுவதாக இது உள்ளது. இந்நோய் பலஹீனம், மிகுதியாக உண்டல், பூச்சிகளால் உறுத்தல், கருவுற்றிருத்தல், படகுகளில் பயணம் செய்தால், அருவருக்கத்தக்க காட்சியைக் காணுதல் ஆகியவற்றால் ஏற்படுகிறது.

மிகுதியான உணவை உட்கொண்டதனாலோ, கண்ட பொருள்களையெல்லாம் உண்டு இரைப்பையை நிரப்பி இருந்ததனாலோ அல்லது நச்சுத்தன்மை கொண்ட உணவுப் பொருள்களை உண்டதனாலோ இந்நோய் ஏற்பட்டிருந்தால், நோயாளிக்கு நல்ல சூடான நீரைக் கொடுத்தோ அல்லது கையை வாயினுள் விட்டோ, வேறு வழிகளிலோ வாந்தி செய்யத் தூண்டுவது இன்றியமையாதது. இந்நோய் ஏதாவது ஒரு நோயின் அறிகுறியாக இருக்குமானால் அதை அறிந்து அதற்கு ஏற்ப சிகிச்சை செய்வது இன்றியமையாதது ஆகும். எனினும் பொதுவாக வாந்திக்கு கீழே கொடுக்கப்பட்ட மருந்துகள் பயன்படுத்தப்பட வேண்டும்.

மருந்துகள்

1. இபிகாக்

இரத்த வாந்திக்கான மிகச்சிறந்த மருந்துகளில் ஒன்று. இதன் முக்கிய குறிகள் குமட்டலும், வாந்தியும். உணவை வாந்தி செய்வது அல்லது கசப்பான அல்லது பித்தப்புளிப்பான நீரை அல்லது பச்சையான வழவழப்பான சளி போன்ற பொருள்களை வாந்தி செய்வது இரைப்பையில் தாங்க இயலாத வலி, குமட்டும் உணர்வு; பன்றிக்கறியை உண்டதாலோ எண்ணெய் மிகுந்த பொருள்களாலோ அல்லது மிகுதியாகப் புகை பிடித்ததாலோ நோய் ஏற்பட்டிருந்தால்.

2. ஆர்சனிக்கம்

உணவு உண்ட பின்னர் அல்லது ஏதாவது பானம் பருகிய உடனே வாந்தி செய்வது. மஞ்சள் நிறமான, அல்லது பச்சை நிறமான சளியும் பித்தமும் வாந்தி செய்யப்படுவது. கறுப்பாகவோ அல்லது காபிப்பொடி நிறத்திலோ வாந்தி செய்வது அதனால் மிக விரைவில் களைப்படைந்து, பலம் இழப்பது.

3. ஆன்டிமோனியம் குருடம்

மிக அதிகமாக உண்டதாலோ அல்லது மிகுதியான புளிப்புடைய மதுபானத்தை (Wine) அருந்தியதாலோ குமட்டலும், வாந்தியும், எதுவுமே நிறுத்த முடியாத மிகுதியான வாந்தி, நாக்கில் பால் போன்ற வெண்மை நிறமான மாசு படிந்திருத்தல்.

4. நக்ஸ்வாமிகா

உண்டபின் வாந்தி, குடிகாரர்களின் எதுக்களித்தல், தலைவலியுடன் புளிப்பு நாற்றமுள்ள வாந்தி அல்லது, புளிப்பு நாற்றமுள்ள சளி போன்ற வாந்தி; சிவந்த இரத்தத்தையோ அல்லது கறுநிற இரத்தத்தையோ வாந்தி செய்வது. அடிக்கடி விக்கல் எடுப்பது.

5. வெராட்ரம் ஆல்ப்

தொடர்ச்சியான குமட்டலுடன் மிகுதியான வாந்தி; அதிக அளவு சோர்வு; உணவை வாந்தி செய்வது; புளிப்பான, கசப்பான, நுரை போன்ற, வெள்ளை அல்லது மஞ்சள் நிற சளியை வாந்தி செய்வது. கறுநிறமுடைய பித்தத்தை வாந்தி செய்வது, இரத்தம் வாந்தி செய்வது, நோயாளி அசைந்தாலோ அல்லது ஏதாவது பானம் பருகினாலோ வாந்தி செய்வது; நெற்றியில் குளிர்ந்த வியர்வை திடீரென நோயாளி பலம் முழுவதும் இழந்தவராவது.

இவற்றைத் தவிர பல்சட்டில்லா, கோக்குலஸ், பிரையோனியா ஆகிய மருந்துகளும் - குறிகளுக்கேற்பக் கொடுக்கப்படலாம்.

இரத்த வாந்தி

(Haematemesis)

வயிற்றுப் பகுதியில் மிகுந்த பாரமுடையதாக இருப்பதுடனும், மிகுதியாக நிறைந்திருப்பது போன்றிருப்பதுடனும், வலியுடனும், அமைதியின்மையுடனும் இரத்தவாந்தி தொடங்குகிறது. வாயில் உப்பு ருசி; குமட்டல், மயக்கம், பலமிழத்தல், கிறுகிறுப்பு, தலையில் குழப்பமான ஓர் உணர்வு. வாந்தி செய்யப்பட்ட இரத்தம் அளவிலும், தன்மையிலும் வெகுவாக மாறுபடுகிறது. சில வேளைகளில் அது மிகுந்த சிவப்பு நிறமுடையதாகவும் நீர் போன்றும் இருக்கிறது. வேறுசில சமயங்களில் அது கரிய நிறமுடைய உறைந்து போன இரத்தமாக உள்ளது. சில சமயங்களில் வாந்தி எடுக்கப்பட்ட இரத்தம் மிக அதிகமான அளவுடையதாக இருக்கிறது. அவ்வாறிருக்கும்போது, வாந்தி செய்யப்பட்ட இரத்தம் கெட்ட நாற்றமுடையதாக, சாக்லேட் நிறமுடையதாக அல்லது காபித்தூள் போன்ற நிறமுடையதாக இருக்கிறது. அது வாந்தி செய்யப்படாமல், குடல் வழியாக வெளியேற்றப்பட்டால் மலம் கறுநிறமாகவும், அல்லது தார் போன்றுமிருக்கும்.

இரத்தப் போக்கிற்கான இன்றியமையாத காரணம் இரைப்பையில் உள்ள இரத்தக் குழாய்கள் தெறித்து

விடுதலேயாகும். இவ்வாறு தெறிக்கச் செய்வதற்கான காரணங்கள் பல. இரைப்பை நோயுற்றதால் அது தோன்றலாம். காட்டமான மருந்துகளைப் பயன்படுத்தியதால், மதுபானம் மிகுதியாகப் பயன்படுத்தியதால், ஆயுதங்களால் காயம் ஏற்பட்டிருந்தால், மூல முளையிலிருந்து வெளியேறிய இரத்தப் போக்கை மருந்துகளால் திடீரென நிறுத்தியதால் அல்லது மாதவிலக்கு தொடர்பான இரத்தப் போக்கை மருந்துகளால் திடீரென நிறுத்தியதால் இம்மாதிரியான இரத்த வாந்தி ஏற்படும் வாய்ப்புகள் உள்ளன.

மருந்துகள்

1. அக்கோனைட்

உடல் பருமனான இளம் வயதினருக்கு, ஏற்பட்டால்; மனதில் பெரும் பயமும், கவலையும், மிகுந்த நரம்புத் தளர்ச்சியும் உள்ளவர்களுக்கு, சிவந்த இரத்தம்.

2. ஆர்னிக்கா

ஆயுதங்கள் அல்லது சிறு கருவிகளால் ஏற்பட்ட காயங்களின் விளைவாகத் தோன்றியிருந்தாலும், வாந்தி செய்யப்பட்ட இரத்தம் கரியதாகவும் உறைந்து போனதாக யிருந்தாலும்; இரைப்பையில் புண் போன்ற நொந்துபோனது போன்ற வலி இருந்தாலும்.

3. ஆர்சனிக்கம்

வயிற்றில் அழுத்தும் வலியுடன் எரிச்சலும், சூடும் கருநிற பித்தத்தையும், இரத்தத்தையும் வாந்தி செய்தல்; திடீரென பலமிழந்து சோர்ந்து விடுவதால்; இரைப்பையைத் தொடும் போது புண் போன்ற வலி, மிகுதியான அளவு அமைதியற்றிருத்தல்.

4. இபிகாக்

எதிர்பாராமல் தோன்றுகிற இரத்தவாந்தி. இரத்தம் கறுப்பாகவும் புளித்த வாடையுடனும் இருக்கும்; உடல்

மிகுதியாக வெளிறிப் போயிருக்கும்; மயக்கம் அடிக்கடி தோன்றும்; தொடர்ந்து விடாத குமட்டல், இரைப்பையில் மிகுதியான வலியும், புரட்டலும்.

5. பாஸ்பரஸ்

மிகவும் சிவப்புநிற இரத்தம், முகம், உதடுகள், ஈறுகள், நாக்கு ஆகிய அனைத்தும் வெளிறிப் போயிருத்தல்; பருகிய பானங்கள் வயிற்றினுட் சென்று சூடானவுடன் வாந்தி செய்தல்; மிகுதியான தூக்கக் கலக்கம்-குறிப்பாக மதிய உணவிற்குப்பிறகு.

6. சீகேல்கார்

மெலிந்த, ஒல்லியான, பலவீனமானவர்களுக்கு ஏற்படும் இரத்த வாந்தி; வாந்தி செய்யப்பட்ட பொருள் கபில நிறமாகவோ, கறுப்பு நிறமாகவோ, உறைந்து கெட்டுப்போனதாக இருத்தல். நோயாளி அமைதியாக வலியில்லாமல் படுத்திருப்பார் ஆனால் பலம் சிறிது கூட இல்லாதவராக இருப்பார் முகம் சவக்களை கொண்டதாக இருக்கும். உடல் முழுதும் குளிர்ந்த வியர்வை மிகுந்திருக்கும்.

7. சைனா

பலவீனமான உடல் உடையவர்களுக்கு; இரத்தம் மிகுதியாக வெளியேறியதால் தோன்றும் சோர்வுக்கும், களைப்பிற்கும்.

விக்கல்

(Hiccough)

உதரவிதானம் (Diaphragm) தானே எதிர்பாராது சுருங்குவதாலும், அதே நேரத்தில் குரல் வளையும் சுருங்குவதாலும் சுவாசக்குழாயில் உள்ள காற்று தடை செய்யப்படுகிறது. அதனால் தோன்றும் ஒருவகை ஒலியே விக்கல் ஆகும். இது பல நோய்களின் முற்றிய நிலைக்கு அறிகுறியாக விளங்குகிறது. பெரும்பாலும் ஒரு நோயின் இறுதி நிலையிலேயே இது தோன்றுகிறது. எனினும் நல்ல உடல் நலம்

உள்ள வயது வந்தவர்களுக்கும், குழந்தைகளுக்கும் கூட ஏற்படுகிறது.

ஏதாவது ஒரு நோயின் விளைவாகத் தோன்றினால் அந்த நோயாளியின் குறிகளுக்கேற்ப மருந்து தேர்ந்தெடுத்துக் கொடுக்கப்பட வேண்டும். எனினும் குழந்தைகளுக்கு, எவ்வித வியாதியும் இல்லாதபோது தோன்றும் பொழுது, சிறிதளவு இனிப்புக் கலந்த நீரைக் கொடுத்தல் நோயை நீக்கும். அவ்வாறில்லையாயின் நக்ஸ்வாமிக்காவை இரண்டு அல்லது மூன்று தடவை கொடுத்தால் உடனே நீங்கும். இதற்குத் தேவைப்படும் மற்றொரு மருந்து மாக். பாஸ். ஆகும்.

மலச்சிக்கல்

(Constipation)

மலச்சிக்கல் என்பது ஒரு பழமையான நோய். இது சிறுவர், பெரியோர், ஆண்-பெண், ஏழை-பணக்காரர், பாமரர், படித்தவர் என்ற வேறுபாடின்றி மனிதர்களிடம் தோன்றும் ஒரு நோய். மனித இனத்தைப் பிடிக்கும் எந்த நோயிலும் மலச்சிக்கல் தலைகாட்டாமல் இருப்பதில்லை. இதை ஒரு தனிப்பட்ட நோய் என அழைப்பதைக் காட்டிலும், மற்றொரு பெரும் நோயின் அறிகுறி என்று கூறுவது ஏற்புடையதாக இருக்கும்.

நாகரிகம், நாகரிகம் என்ற பெயரால் உடைகளை மாற்றி, நறுமணம் பூசி, விரைவும், வேகமும், பகட்டும் பளபளப்பும் நிறைந்துள்ள வாழ்க்கை, "ஒய்யாரக் கொண்டையில் தாழம் பூவாம், அதன் உள்ளேயிருக்குமாம் ஈறும் பேனும்" என்பதை நிரூபிப்பது போன்று, மக்களிற் பெரும்பாலோர் தங்கள் உடலில் நிறைந்து விளங்கும் அசுத்தங்களைப் போக்க ஒரு சில வினாடிகளைச் செலவழிக்க மறுக்கிறார்கள், இது விந்தையே!

பெருங்குடலில் வந்து சேரும் கழிவுப் பொருள்கள் நாள்தோறும் முழுதும் வெளியேற்றப்பட வேண்டும். சில வேளைகளிற் சிறிது வெளியேற்றப்பட்டு சிறிது தங்கி விடுகிறது. இதை மலத்தேக்கம் (Costireness) என்று கூறலாம்.

மலம் சிறிது கூட வெளியேற்றப்படாமல் தடைபடுவதற்கு (Obstipation) மலக்கட்டு எனப் பெயர். பொதுவாக மலம் தடைபடுவதற்கு மலச்சிக்கல் எனப்பெயர். எவ்வளவு ஒழுங்காகவும், வழக்கமாகவும் மலம் கழிக்கப்பட வேண்டுமோ, அவ்வளவு ஒழுங்காகவும், வழக்கமாகவும் நடைபெறாத பெருங்குடலின் பணியையே மலச்சிக்கல் என்ற சொல்லால் குறிக்கிறோம். அதாவது நாளொன்றுக்கு ஒரு முறைக்குக் குறையாமல் மலம் கழிய வேண்டும். இரண்டு அல்லது மூன்று நாட்களுக்கு ஒருமுறை மலம் கழியும்போது மலச்சிக்கல் ஏற்பட்டிருக்கிறது என்கிறோம்.

பெருங்குடலில் மலம் தேவைக்கதிகமாகத் தேங்குவதால் உணவின் கழிவுப் பொருள்களில் உள்ள நச்சுத் தன்மையுடன் கூடிய திரவப் பொருள் இரத்தத்துடன் கலந்து இரத்தம் கெடுகிறது. மலமும் திரவத் தன்மை இழந்து கடினமாகிறது. மலச்சிக்கல் உள்ளவர்களுக்கு முதலில் வரும் மலம் காய்ந்து கட்டியாக இருப்பதும், அதன்பின் வரும் மலம் இளகியுமிருப்பது இதைத் தெளிவாக்குகிறது. எனவே பெருங்குடலில் மலம் தேங்க விடுதலே மலச்சிக்கலுக்கு அடிப்படையான காரணமாகும்.

அறிகுறிகள்

மஞ்சளாக அசுத்தம் அப்பியுள்ள நாக்கும், துர்நாற்றமுள்ள மூச்சும், சில சமயங்களில் தலைவலியும், வயிற்றில் ஒரு விதமான சங்கடமும் மலச்சிக்கலின் அறிகுறிகள் ஆகும்.

அதன் விளைவாக ஆசனவாய் தடித்தல் அல்லது சிறுத்தல், மூல நோய் முதலியவை தோன்றுகின்றன. இவை தவிர தலை வலி, கிறுகிறுப்பு, வாய் நாற்றம், பசியின்மை, தூக்கமின்மை, வயிற்றுவலி ஆகியவை தோன்றலாம். வாந்தி, சுரம், இரத்த நாடிகள் பருத்தல் முதலிய நோய்களும் கடுமையான மலச் சிக்கலின் விளைவாகத் தோன்றக்கூடும்.

ஓடியாடாமல் இருந்த இடத்தில் உட்கார்ந்தே இருத்தலும், டீ, காபி, மதுபானம் போன்றவற்றை அதிகமாக அருந்துவதும், புகையிலைப் பழக்கங்களும் மலச்சிக்கல் உண்டாவதற்கான

காரணங்களில் சிலவாகும். வயிற்றில் ஏற்பட்டுள்ள கோளாறுகளாலும், பேதி மருந்துகளை மிகுதியாகப் பயன்படுத்துவதாலும் மலச்சிக்கல் உண்டாகலாம். மலம் கழிக்க வேண்டும் என்ற உணர்வு தோன்றும் போது அங்ஙனம் செய்யாதிருப்பதும் ஒரு காரணமாகும். பெண்களுக் குண்டாகும் மலச்சிக்கல் பெரும்பாலும் இவ்வகையைச் சார்ந்ததாகும்.

தற்காலிகமாகத் தோன்றும் மலச்சிக்கல் இடமாறுதலாலும், பசியாமல் உண்பதாலும், மிகுதியாக உண்பதாலும், உடலுக் கொவ்வாத உணவுகளை உண்பதாலும், ஏற்படுகிறது.

சிகிச்சை முறை

மலச்சிக்கலுக்கான காரணத்தையறிந்து, அதை நீக்குதல் இன்றியமையாததாகும்.

உணவை நன்றாக மென்று விழுங்குதல், பசித்துப் புசித்தல். நாள்தோறும் மலம் கழித்தல், உடற்பயிற்சி செய்தல் ஆகியவற்றைச் செய்தலும்.

இயற்கைக்கு விரோதமான பழக்க வழக்கங்களைப் பின்பற்றாதிருப்பதும், டீ, காபி, மதுபானம் (மலச்சிக்கலுக்கு சில வேளைகளில் காரணமாயிருக்கும்) ஆகியவற்றைப் பயன்படுத்தாதிருத்தலும் இன்றியமையாதது.

1. நக்ஸ்வாமிகா

உணவு செரிப்புக் குறைவால் ஏற்பட்டிருந்தால் அல்லது அளவுக்கதிகமாக, உண்டதனால் அல்லது போதைப் பொருள்களை உட்கொண்டதால் ஏற்பட்டிருந்தாலும்; எரிச்சல் படுகின்ற உடற்பயிற்சி செய்ய இயலாத, தூக்கத்தில் பல தொந்தரவுகள் நிறைந்த அடிக்கடி மலம் கழிக்க வேண்டுமென்ற உணர்வுள்ளவர்களுக்கும், மூல நோயுள்ளவர்களுக்கும்.

2. ஓபியம்

வழக்கமாக இல்லாத, அண்மைக்காலத்திய மலச் சிக்கலுக்கும் சில வேளைகளில் நாட்பட்ட மலச்சிக்கலுக்கும்

பயன்படும். எந்த வித கடின உழைப்பும் இல்லாத நன்றாக, அளவுக்கு மிஞ்சிய உணவு உட்கொள்பவர்களுக்கும், வயிற்றோட்டமும் மலச்சிக்கலும் மாறி மாறி வரும் நோயாளிகளுக்கும், மலத்தை வெளியில் தள்ள இயலாத வர்களுக்கும், கடினமான, வறண்ட, பெரிய கட்டிகள் போன்ற மலம் முதலிய குறிகளுக்கும்.

3. அலுமினா

மலம் கழிக்க விருப்பம் தோன்றாமை, மலம் கடினமான ஆட்டுப் புழுக்கைகள் போன்று இருப்பது, காய்ந்து, வெளியேற்றுவதற்கு மிகவும் கடினமாக இருப்பது. கஷ்டப்பட்டு மலம் வெளியேறும் போதும் மலத்துடன் இரத்தம் இலேசாகக் கலந்திருத்தல். பயணங்களின் போது ஏற்படும் மலச்சிக்கல் ஆகியவற்றிற்கு.

4. பிரையோனியா

வறண்ட வெப்பமான காலங்களில் ஏற்படும் மலச்சிக்கல், இறுகியமலம், தலைவலி, தாகம், கசப்புச் சுவை, மலங்கழிக்க வேண்டுமென்ற உணர்வே இல்லாமை. வாதத் தொடர்பான நோயுடையவர்கள், கல்லீரல் பாகத்தில் வலி, தலைவலியும், தலைக்கு இரத்தம் விரைந்து ஓடுவதுடன் வயிற்றுக் கோளாறு இணைந்து இருக்கும் போது ஏற்படும் மலச்சிக்கல்.

5. லைக்கோ போடியம்

அடி வயிற்றில் வாய்வு பொறாமல், அடிவயிற்றில் வலி, நெஞ்செரிவு, கல்லீரல் தொடர்பான நோயுள்ளவர்கள். கடுமையான மலச்சிக்கல். வலது பக்கம் மிகுதியான நோய்களை உடையவர்கள்.

6. இக்னேஷியா

அண்டி வெளித் தள்ளுதல்; ஆசனவாயில் அரிப்பு; குறிப்பாக மூல நோய் இருக்கும்போது அல்லது மூல நோய் ஏற்படக் கூடிய வாய்ப்பிருப்பதாகத் தோன்றினால்; இம்மருந்து

பெரும்பாலும் பெண்களுக்குச் சிறப்பாகப் பயன்படுத்தப்பட வேண்டும்.

7. நேட்ரம் மூர்

நாட்பட்ட மலச்சிக்கல்; வாயிலும் நாக்கிலும் புண்; பிற மருந்துகள் பயன்படாதபோது இம்மருந்து மிகவும் பயனுள்ளதாக இருக்கும். இம்மருந்தை 12 மணி நேரத்திற்கு ஒரு முறையோ அல்லது நாள் ஒன்றுக்கு ஒரு முறையோ, நோய் குறையும் வரை கொடுக்கலாம்.

8. சல்பர்

சாதாரணமாக செரிமானம் தொடர்பான அனைத்து நோய்களுக்கும் சல்பர் 'சோரா' நச்சைப் போக்க இன்றியமையாத மருந்து சோரா என்னும் நச்சே ஆதிகாரணமாக விளங்குகிறது. எனவே இம்மருந்தை நோயின் தொடக்கத்திலும், இடையிலும், முடிவிலும் கொடுக்க வேண்டும். மூலநோயுடன் கூடிய மலச்சிக்கலுக்கும், மூல நோய் தோன்றக் கூடிய வாய்ப்பு இருக்கும் போதும், அடிக்கடி மலம் கழிக்க வேண்டுமென்ற உணர்வு இருந்தாலும் மலம் கழிக்க இயலாமைக்கும் இதுவே வழக்கமாக உள்ள மலச்சிக்கலுக்கு இன்றியமையாத மருந்து ஆகும்.

இவை தவிர சிலிகா, பிளம்பம், பிளாட்டினா, செலினியம், ஆகியவையும், அவற்றின் குறிகளுக்கேற்பப் பயன்படும்.

வயிற்றுப் போக்கு

(Diarrhoea)

பல்வேறு காரணங்களால் தளர்ந்த நீர். போன்ற நாற்றமுடைய அல்லது நாற்றமில்லாத மலம் வெளியேற்றப் படுகிறது. கோபம், வருத்தம், பயம் போன்ற உணர்வுகளில் ஏதாவது ஒன்றினாலும்; வியர்வையைத் திடீரெனக் கட்டுப்படுத்தியதாலும், தடிமன் பிடிப்பதனாலும், இரைப்பையும், குடலும் சீர்கேடடைவதனாலும், மிகுதியான வெப்பத்தினாலும் இந்நோய் தோன்றலாம்.

சில நோய்கள் வயிற்றுப் போக்குடன் தொடங்குகின்றன. வேறு சில நோய்கள் வயிற்றுப் போக்குடன் முடிவடைகின்றன. ஆனால் அனைத்து சந்தர்ப்பங்களிலும் உறுப்புகளின் பணிகளில் ஏதோ சீர்கேடு ஏற்பட்டுள்ளது என்பதையே அது காட்டுகிறது. பெரும்பாலான சமயங்களில் அது கல்லீரலில் சீர்கேடு ஏற்பட்டிருப்பதையோ அல்லது மூத்திரக் குண்டிக்காய்களில் நோய் (Kidneys) ஏற்பட்டிருப்பதையோ குறிப்பதாக உள்ளது.

மலச்சிக்கலைப் போக்குவதற்கு பேதி மாத்திரைகளையோ அல்லது மருந்துகளையோ பயன்படுத்துவது (அது தற்காலிகமாக நோயைக் குணப்படுத்தினாலும் கூட) உடலுக்கு பெரும்பாலும் சோர்வையே உண்டாக்குகிறது. எனவே வயிற்றுப் போக்கு மாத்திரைகளையோ அல்லது அதைத் திடீரென நிறுத்தும் மாத்திரைகளையோ உண்பதைத் தவிர்க்க வேண்டும்.

அவ்வாறு திடீரென வயிற்றுப் போக்கைத் தடுத்து நிறுத்துவது, தலை தொடர்பான நோய்களை உண்டாக்குகிறது. சில வேளைகளில் எதிர்பாராத விளைவுகளைத் தோற்று விக்கிறது.

வயிற்றுப் போக்கு திடீரென நிறுத்தப்படுவது வயிற்று மந்தம் கல்லீரல் கோளாறு போன்ற நோய்களையும் தோற்றுவிக்கின்றன. வயிற்றுப்போக்கு திடீரென நிறுத்தப் பட்டதால் தோன்றிய நோய்களைக் குணப்படுத்துவது மிகுந்த இடர்ப்பாடுடையதாக இருக்கும். ஏனெனில் வெளியேற்றப்பட வேண்டிய நச்சுப் பொருள்கள் வெளியேற்றப்படாமலேயே உடலின் பகுதிகளில் நின்று விடுகின்றன. இவ்வாறு திடீரென வயிற்றுப் போக்கை நிறுத்துவது ஒரு நோயைக் குணப்படுத்தி மற்றொரு நோயைத் தோற்றுவிப்பதேயாகும்.

உணவுக் குழலின் அமைப்பு இயல்பான சிறந்த ஓர் அமைப்பு. நோயாலோ அல்லது மருந்துப் பொருள்களாலே அதற்கு ஏற்படும் இன்னல்களை அது விரும்புவது இல்லை. அது தன் முழு வலிமையுடன் அவற்றை எதிர்க்கிறது. இயற்கைக்கு மாறான ஏதோ ஒரு நிகழ்ச்சி, அல்லது செயல் உணவுக் குழலில் நிகழ்ந்தால் அல்லாது வயிற்றுப் போக்கு ஏற்படுவது இல்லை.

ஏதோ ஒரு நோயால் துன்புறுகிறவருக்கு வயிற்றுப்போக்கு ஏற்பட்டு அந்த வயிற்றுப்போக்கு அவரது துன்பத்தை குறைக்குமானால் மருந்து கொடுப்பதை நிறுத்தி வையுங்கள். அவ்வாறான வயிற்றுப் போக்கு இயற்கை நோயாளிக்கு அவரது நோயை நீக்கி, நோயில்லா வாழ்க்கை வாழ, மேற்கொண்ட முறை. எனவே அது தானாக மறைந்து நோயாளிக்கு நலன் தரும்.

ஆனால் உடலில் உள்ள ஏதோ ஒரு கோளாறினால் இந்த வயிற்றுப் போக்கு ஏற்பட்டிருந்தால் அதற்கான மருந்துகள் கொடுக்கப்பட வேண்டும்.

நாட்பட்ட வயிற்றுப் போக்கு

பலமுறை திரும்பத் திரும்ப வயிற்றுப் போக்கு ஏற்படுவதனால் ஏற்படுகிறது. இது குறுகிய கால நோய்களான காலரா, வயிற்றுக் கடுப்பு டைபாயிட் சுரம் முதலியவற்றின் காரணமாகத் தோன்றுகிறது. மலம் பலவகையான நிறமுடையதாகவும், சீதம் நிறைந்ததாகவும், நாற்ற முடையதாகவும், இருக்கிறது. சில வேளைகளில் வயிற்றுப் போக்குடன் மலச்சிக்கலும் ஏற்படுகிறது. பெரும்பாலான சமயங்களில் நோயாளிக்கு வலி இருப்பதில்லை. ஆனால் வயிற்றில் கடமுட ஒலிகளும், சங்கடங்களும், வாய்வுத் தொந்தரவும் ஏற்படுகின்றன.

மருந்துகள்

1. அக்கோனைட்

அடிக்கடியும், குறைவாகவும், நீர் போன்று, வெண்மையாக அல்லது சீதக்கட்டிகளுடன்; எழுந்திருந்து நிற்க முயலும்போது கிறுகிறுப்பு, அமைதியின்மையும் மிகுந்த தாகமும்; வியர்வை அமுக்கப்பட்டதனால் ஏற்பட்டிருந்தால் அல்லது குளிர்ந்த, வறண்ட காற்றில் சென்றதால் ஏற்பட்டிருந்தால்.

2. ஆர்சனிக்கம் ஆல்பம்

மலம் கட்டியாக, கரும்பச்சை நிறமுடையதாக சீதம் கலந்ததாகவும் இருந்தாலும்; கபில நிறம் அல்லது சூரிய நிறம்

கொண்டதாகவும் நீர் போன்றதாகவும்; மலம் உடல் பகுதிகளை அரித்துத் தின்னக் கூடியதாக இருந்தாலும் கொடுக்கப்பட வேண்டும். நோயாளியிடம் பெரும் பலஹீனம், மயங்கிவீழ்தல், மிகவேகமாக சோர்வடைதல் அமைதியின்மை காணப் பட்டாலும் அவர் தொடர்ந்து ஓரிடத்திலிருந்து மற்றோரி டத்திற்கு மாறிக் கொண்டேயிருந்தாலும் மிகுந்த தாகம் ஆனால் சிறிது சிறிதாகவே குடித்தாலும், சாப்பிட்டவுடன் அல்லது பருகியவுடன் வாந்தி செய்தாலும்; குளிராக உள்ள எந்தப் பொருளை உட்கொண்ட பின் நோய் அதிகரித்தாலும்.

3. பிரையோனியா

கோடைக்காலத்தில் ஏற்படும் வயிற்றோட்டத்திற்கு அல்லது உடல் வெப்பமடைந்துள்ள போது குளிர்ந்த பானங்களை உட்கொண்டதனால் ஏற்பட்ட வயிற்றோட்டத்திற்கு; மலம் கபில நிறமாக, நீர் போன்று, சீரணிக்காத உணவுப் பொருள்கள் நிறைந்ததாகவும், அழுகிப்போன முட்டை நாற்றமுடையதாகவும் இருந்தால்; குமட்டல், உட்காரும்போது மயக்கம், பெரும் இடைவெளிகளுக்குப் பின் தாகம், மிக அதிகமாகக் குடித்தல், காலையிலும், சிறிது அசைந்தாலும், தோல் வியாதிகள் ஏதாவது மருந்தினால் உள் அமுக்கப்பட்டிருந்தாலும்.

4. சாமோமில்லா

மலம் பச்சையாகவும், நீர் போன்றும், வலியுடனும், உடற் பகுதிகளை அரித்து விடக் கூடியதாக இருந்தாலும்; சூடான மலம், அழுகிய முட்டை நாற்றமுடையதாக இருந்தாலும்; சிறிதும் பொறுமையில்லாதவராகவும் அமைதியாக கேள்விகளுக்குப் பதில் சொல்ல இயலாதவராக இருந்தாலும் குழந்தைகள் வீறிட்டு அழுதுகொண்டேயிருந்தாலும், சிடு மூஞ்சிகளாக இருந்தாலும் எப்பொழுதும் தாய் தூக்கி வைத்துக்கொண்டேயிருக்க வேண்டுமென்று பிடிவாதம் செய்தாலும், இரவு நேரத்தில் நோய் மிகுந்தாலும்; ஒரு கன்னம் சிவந்தும், மற்றொரு கன்னம் வெளிறிப் போய் இருந்தாலும்.

5. சைனா

மஞ்சள் நிற மலம், தண்ணீர் போன்று வெள்ளை நிறம் அல்லது கறுப்பு நிறம் கொண்டதாக இருப்பது; இழுப்புடன் கூடியவலி, குனிவதால் குறைதல்; வயிற்றில் மிகுந்த வாய்வுப் பொருமலுடன் கூடிய நாற்றமுடைய, சீரணிக்காத உணவுப் பகுதிகளைக் கொண்ட, வலியில்லாத வயிற்றோட்டம் மிகுந்த பலவீனம், மிகுந்த வியர்வை; கெட்ட நாற்றமுடைய, மிக அதிகமான வாய்வு பிரிதல்; தாகம் மிகுதி, அடிக்கடி ஆனால் சிறுகச் சிறுகக் குடிப்பது. இரவு நேரத்திலும், சாப்பிட்டவுடனும், ஒரு நாள் விட்டு ஒரு நாளும் நோய் மிகுதல்.

6. மெர்க்கூரியஸ்

கரும் பச்சை நிறமான, சீதம் கலந்த, நுரை போன்ற அல்லது இரத்தம் கலந்த மலம்; அடிக்கடி மலம் கழிக்க வேண்டுமென்ற விருப்பம்; அடிக்கடி சிறுநீர் கழிக்க வேண்டுமென்ற விருப்பம்; மலம் கழிக்கும் போதும், அதற்குப் பின்னரும் ஆசனவாயில் நமைச்சல்; வயிற்றில் வெட்டுகிற வலி அல்லது கிள்ளுகிற வலி, குளிர் மிகுந்திருத்தல் நடுக்கம்; வாயில் புண் உமிழ் நீர் மிகுதியாக வெளிப்படுதல்; இரவிலும், கோடைக்காலத்திலும் நோய் அதிகமாதல்.

7. போடோபைலம்

வலியில்லாத வயிற்றோட்டம்; உணவு போன்ற கழிவுப் பொருள்களடங்கிய, மிகுதியான, நீர் போன்ற மலம்; மிக அதிகமான மஞ்சள் நிற பீச்சியடிக்கும் மலம்; பிண நாற்றமுடையதாக இருப்பது; மலம் கழிவதற்கு முன்னர் வயிற்றில் நீர் பாய்ந்து கொப்பளிப்பது போன்ற ஒலி; மலம் வெளியேறும் போது மலக்குடல் வெளித்தள்ளுதல்; பாதத்திலும்; கணுக்காலிலும், தொடையிலும் நரம்பு பிடித்திழுத்தல். காலையிலும், இரவிலும், கோடைக்காலத்திலும் நோய் மிகுந்திருத்தல்.

8. கோலோசிந்த்

உடலில் மிகுந்த வலியும், வயிற்றில் மிகுந்த வலியும் இருக்கும்போது,

9. ரீயம்

இம்மருந்து பல்சட்டில்லா, இபிகாக் மருந்துகளைக் காட்டிலும் சிறப்பாக பயன்படக்கூடிய மருந்து. மலம் மிகுந்த புளிப்பு நாற்றம் கொண்டதாக இருந்தால், சாமோமில்லாவைக் காட்டிலும், இதையே கொடுப்பது மேலானது.

வேறு சில மருந்துகளும், அவற்றின் குறிகளும், வேகமாக சர் என்று பீச்சியடிக்கும் வயிற்றுப் போக்கு - **குரோட்டன் டிக்லியம்.**

தயிர்க்கட்டிகள் போன்று வாந்தியெடுத்தல்; வயிற்றுப் போக்கிற்கும், வாந்திக்கும் பின் ஆழ்ந்த தூக்கம்; பால் சாப்பிட விருப்பமின்மை, தாகமின்மை ஆகிய குறிகள் காணப்பட்டால்

- **எதுசாசைனாபியம்**

குழந்தைகளுக்குப் பல் முளைக்கும் காலத்தில், அல்லது தவழ, அல்லது நடக்க தொடங்கிய காலத்தில்; தலையில் வியர்வை, வாந்தி, காணப்பட்டால் - **கல்கேரியா பாஸ்**

கடினமான உணவுகள், கொழுப்புச் சத்துள்ள உணவுகள், புளிப்பான உணவுகள், அதிக அளவு பழங்கள் ஆகியவற்றை உண்டதனால் - **பல்சட்டில்லா**

குமட்டல், வாந்தி மிகுந்து காணப்பட்டால்

- **இபிகான்குவா**

உணவு

அனைத்து வகைக் காய்கறிகளும் இந்நேரத்தில் ஒதுக்கப்பட வேண்டும்; காபி, டீ, பீர், மதுபானங்கள் அருந்துதல் கூடாது. கடின உணவுகள் ஒதுக்கப்பட வேண்டும். கஞ்சி, ஆரோரூட் கஞ்சி அல்லது நன்கு வேக வைக்கப்பட்ட சோறுடன்

வெண்ணெய் நீக்கப்பட்ட மோர் கலந்து உண்பது ஏற்றது. குழந்தைகளின் வயிற்று பாகத்தை, கம்பளித்துணியால் சுற்றி வைப்பது நோயைக் குறைக்க பெரிதும் உதவும். எல்லோருக்கும் உடை வெப்பத்தைத் தருவதாக இருப்பது நல்லது.

வயிற்றுக் கடுப்பு

(Dysentry)

வயிற்றுக் கடுப்பின் போது, வயிற்றுப் போக்கின் போது இருப்பதைப் போலவே மலம் தளர்ந்திருக்கிறது. ஆனால் மலம் கழியும் போது அடிக்குடலில் உளைச்சலும், எரிச்சலும், ஏற்படுகிறது. மலப் போக்குகள் அளவில் சிறிதாகவும், அடிக்கடியும் ஏற்படுவதுண்டு. ஒருநாளைக்கு 30 அல்லது 40 தடவை கூட மலம் கழிப்பதுண்டு. மலத்தில் இரத்தமும், சீதமும் காணப்படும். தொடமுடியாதபடி வயிற்றில் வலி ஏற்படுகிறது. மலம் கழிக்கும்போது குடலின் கீழ்பாகத்தில் எரிச்சல் ஏற்படுகிறது. நோயாளி பலம் குன்றிப் போய் விடுகிறான். அவன் எடையும் குறைகிறது. பல சந்தர்ப்பங்களில் இந்த நோய் ஒழியா நோயாக ஆகி விடுகிறது.

இந்த மாதிரியான வயிற்றுக் கடுப்பு நம் கண்டத்தில் அதிகம் எனக் கூறப்படுகிறது. இது அமீபா என்ற நோய்க்கிருமியால் தோற்றுவிக்கப்படுவதாகக் கூறப்படுகிறது. எனவே இதை அமீபா வயிற்றுக் கடுப்பு என அழைக்கிறார்கள்.

அமீபா வயிற்றுக் கடுப்பு ஒழியா நோயாகி நில்லாமல் போய்க்கொண்டிருந்தால் சில நாட்களுக்குப் பிறகு சாப்பிட்ட உடனேயே உண்ட உணவு உண்டபடியே வெளியேறும் நிலை தோன்றும்.

அமீபா வயிற்றுக் கடுப்புள்ளவர்களுக்கும் ஈரல் குலைக்கட்டி நோய் தோன்றும். ஈரல் குலைக்கட்டி நோய் தோன்றியவுடன் உடலின் முன்பாகத்தில் விலா எலும்புகளை ஒட்டி கீழே வலியிருக்கும். சில சமயங்களில் வலது தோள்பட்டையின் கீழ் முதுகில் வலியுண்டாகிறது. இம்

மாதிரியான வலிக்கு கல்லீரல் தன் பணிகளைச் செய்வதற்கு முடியாது திணறுகிறது அல்லது அது நோயுற்றிருக்கிறது என்பதே பொருளாகும்.

இது வேகமாகப் பரவும் நோயாகும். சாதாரணமாக சிறைச்சாலைகளிலும், விடுதிகளிலும், மருத்துவமனைகளிலும், மலேரியா நோய் பரவி வருகிற இடங்களிலும், விரைவில் பரவும் இயல்புடையது. சிலர் இந்நோயைத் தொற்று நோய் என்றும், சிலர் இல்லை என்றும் கூறுகிறார்கள். இந்நோயால் பாதிக்கப்பட்டவர்கள் பயன்படுத்திய பொருள்களின் மூலமும், அந்த நோயின் போது வெளியேற்றப்படும் மலம் பட்டு கெட்டுப் போன துணிமணிகள் மூலமும் பரவுவதாகக் கூறப்படுகிறது.

பழுக்காத பழங்களையும், கெட்டுப் போன காய்கறிகளையும் செரிக்க இயலாத உணவுகளையும் உண்பதாலும், திறந்த வெளியில் அல்லது ஈரமான தரை ஆகியவற்றில் தூங்குவதனாலும் குளிர்ந்த, ஈரமான வெளியில் அலைந்து திரிவதாலும் இந்நோய் தோன்றும்; இலையுதிர் காலத்தில், பகல் பொழுது வெப்பம் மிகுந்தும் இரவு மிகக் குளிராகவும் இருக்கும் போது இந்நோய் பெருமளவில் தோன்றுகிறது.

சிகிச்சைக்கான மருந்துகள்

1. அக்கோனைட்

பொதுவாக நோய் தொடக்கத்தில் கொடுக்கப்பட வேண்டும். அடிக்கடியும், சிறிதளவும் இரத்தம், சீதம் கலந்ததாக மலம் இருக்கும். மலம் கழிக்கும்போது வலியும், நமைச்சலும் இருக்கும்; உட்கார்ந்து எழுந்திருக்கும் போது தலை சுற்றல், பொதுவாக அமைதியற்றிருத்தல், வறண்ட சூடு இருத்தல், சாவுக்குப் பயம், சாகப் போகும் நாளை முன் கூட்டியே சொல்லுவார்.

2. ஆர்னிகா

ஆயுதங்கள் மற்றும் கருவிகளால் ஏற்படும் வயிற்றுக் கடுப்பு, தெளிவான மலம் அல்லது நமைச்சலுடன் கூடிய,

இரத்தம் கலந்த மலம்; வாயில் கசப்பான, அழுகிய நாற்றமுள்ள ருசி; கெட்டுப் போன முட்டையிலிருந்து வரும் நாற்றம் போன்ற நாற்றமுடைய ஏப்பம்.

3. சாமோமில்லா

அக்கோனைட் கொடுத்த பிறகும் கூட, மிகுதியான சூடும், தாகமும், வாத நோயில் காணும் வலி போன்ற வலியும், காணப்பட்டாலும், நோயாளி மிகுதியாக அலட்டிக் கொண்டாலும், புரண்டு புரண்டு படுத்தாலும்; சிறு குடற் பகுதியில் கெட்டுப் போன பொருள்கள் தங்கி விட்டிருப்பதாலேயே தான் நோய் தோன்றியுள்ளது என அறிந்தாலும், அல்லது வியர்த்துக் கொட்டும் போது குளிர் நிறைந்த இடத்தில் நுழைவதால் ஏற்பட்டாலும்; மாசு படிந்த நாக்குடன் வாயில் கசப்பான ருசி காணப்பட்டாலும், இம்மருந்து நோயின் தொடக்கத்தில் கொடுக்கப்பட்டால், நோய் உடன் குணமாகும்.

4. பல்சட்டில்லா

சாமோமில்லா மருந்துக்கான குறிகளுடன், இரத்தமும், சீதமும் கலந்த மலம் காணப்படுமானாலும், இருமல், வாதநோய் தொடர்பான வலிகள், குளிர் நடுக்கம், ஆகியவற்றுடன் வெண்மை நிறமான, பச்சை நிறமான, நீர் போன்ற மலம் வெளியேற்றப்பட்டாலும் இம்மருந்து கொடுக்கப்பட வேண்டும்.

5. மெர்க்கூரியஸ் கரோசிவஸ்

வயிற்றுக் கடுப்பிற்குரிய முக்கியமான ஹோமியோபதி மருந்துகளிற் தலை சிறந்தது ஆகும். அதற்கு என்றே உரிய தனிச் சிறப்பான மருந்தாகக் கூட இதைக் கருதலாம். எனினும் இரத்தம், சீதம் அதிகமாகவும், அடிக்கடியும், மிகவும் துன்பத்துடன், வலியுடன் வெளியேற்றப்படும் மலம் சிறிதளவாகவேயிருக்கும் போதும்; வெறும் இரத்தம் மட்டுமோ அல்லது பச்சையான மஞ்சள் நிறமான, உடலை அரிக்கிற, கெட்ட நாற்றமுடைய மலம் இரத்தத்துடன் கலந்து வெளியேற்றப்பட்டாலும், மலம் கழிக்கும் போதும், அதற்குப்

பின்னரும் நமைச்சலும், வலியும், துன்பமும் மிகுந்து காணப்பட்டாலும்; ஒவ்வொரு முறை மலம் கழித்து முடித்தவுடன் மீண்டும் மலம் கழிக்க வேண்டுமென்ற உணர்வு தோன்றினாலும் இம்மருந்து கொடுக்கப்பட வேண்டும்.

6. கோலோசிந்த்

மிகக் கடுமையான குறிகள் அனைத்தும் மெர்க்கூரியஸ் கரோசிவசினால் அகற்றப்பட்ட பின்னர், அல்லது இபிகாக் கொடுக்கப்பட்ட பின்னரும் இம்மருந்து தேவைப்படலாம். எனினும் இம்மருந்து கொடுப்பதற்கான முக்கியமான குறியான வயிற்றில் பொறுத்துக்கொள்ள முடியாத வலி காணப்பட்டால், அதனால் அவர் சுருண்டு படுத்துக்கொண்டோ, குனிந்த நிலையிலேயோ இருப்பாரானால், இந்த வலி சில வேளைகளில் உடல் முழுதும் பரவியதாக இருக்கும் நாக்கு வெள்ளையான மாசு படிந்ததாகவும், அமைதியில்லாதவராகவும் நோயாளி காணப்பட்டாலும் இம்மருந்து கொடுக்கப்பட வேண்டும்.

தேவைப்படும் வேறு மருந்துகளின் முக்கியமான குறிகள்

நக்ஸ்வாமிகா

சிறிய அளவில் இரத்தமும், சீதமும் குறைவான அளவு மலம் வயிற்றில் வலி, முறைகேடான வாழ்க்கை நடத்துவோருக்கும், வெள்ளைச் சட்டைத் தொழிலாளிகளுக்கும் ஏற்றது.

ஆலோஸ்

வலி இல்லாது வெறும் சீதம் மட்டும் வெளியேறுதல், ஆசன வாய் திறந்திருப்பது போன்ற உணர்வு.

சிகிச்சையின் போது நோயாளியின் உடல் வலிமை குன்றாத அளவிற்குரிய எளிதில் சீரணிக்கக்கூடிய அரிசிக் கஞ்சித் தண்ணீர் மட்டுமே கொடுக்கப்பட வேண்டும். எந்த வகையான திட உணவுப் பொருள்களும் கொடுக்கப்படக் கூடாது. நோய்

நீங்கிய பிறகும் கூட இவ்வகையான உணவே சில நாட்கள் கொடுத்து வருதல் வேண்டும்.

இந்த நோய் பரவி வரும்போது, மெர்க் கார் அல்லது ஆர்சனிக் ஒருநாளைக்கு ஒருமுறை கொடுத்து வந்தால் நோய் தடுப்பு மருந்தாக இருக்கும்.

வாந்தி பேதி

(Cholera)

இந்த நோய் ஆசியாக் கண்டத்திலேயே மிகுதியாகக் காணப்பட்டதால் இதை ஏஷியாட்டிக் காலரா (Asiatic Cholera) என அழைத்தனர். எனினும் இந்த நோய் நாடு, இனம், மதம், மொழி வேறுபாடின்றி ஏழையையும், பணக்காரரையும் தாக்குகிறது. மனித இனம் முழுமையையும் நடுங்க வைத்த ஒரு கொள்ளை நோய் இது. இதுபோன்று வேறு எந்த நோயையும் கண்டு மனித இனம் முழுதும் பயந்து நடுங்கியது இல்லை. எனினும் இந்த நோயைக் குணப்படுத்த சிறந்த மருந்துகளும், முறைகளும் உள்ளன. ஏராளமான தடுப்பு மருந்துகள் கண்டுபிடிக்கப்பட்டு, பயன்படுத்தப்பட்டு வருவதால் இந்நோய் மிக அரிதாகவே இப்பொழுது காணப்படுகிறது. எனினும் அதைப்பற்றியும், அது வந்தால் அதைப் போக்கும் மருந்துகள் பற்றியும் அனைவரும் அறிந்துகொள்வது நன்று.

இந்த நோய் ஒருவகைக் கிருமிகளால் தோற்று விக்கப்படுகிறது. உண்ணும் உணவோடும், பருகும் நீரோடும் இந்த நோய்க் கிருமிகள் உடலினுள் புகுந்து விடுகின்றன. கிருமிகள் உடலிற் புகுந்த மூன்று நாட்களுக்குள்ளேயே நோய் தோன்றி விடலாம். இவை தவிர அசுத்தமான, கூட்டமிகுந்த, காற்றோட்டமில்லாத இடங்களில் பெருநகரங்களில் வாழ்வது, உடலைத் தூய்மையாக வைத்துக் கொள்ளாமை, இந்த நோய் பற்றிக்கொள்ளுமோ என்ற பயம். பழுக்காத பழங்களைச் சாப்பிடுதல், செரிக்க முடியாத உணவு வகைகளை உட்கொள்ளுதல், பேதி மருந்துகளை மிகுதியாக உண்ணுதல் ஆகியவற்றாலும் இந்த நோய் காணலாம்.

எனினும் இந்த நோய் தோன்றுவதற்கு ஏறத்தாழ 3 மணி நேரத்திற்கு முன்னர்தான், இந்நோய் தோன்றப் போவதற்கான முன்னறிவிப்புகள் உடலில் தோன்றும்.

நோய் தொடங்கும்போது ஏராளமான இரத்தம் உடலிலிருந்து வெளியேறி விட்டதைப் போன்ற ஒரு களைப்பும், சோர்வும், தாகமும் அழுக்குப் படிந்த நாக்கும், வயிற்றில் இலேசான வலியும், தொடக்கத்தில் நீர் போன்ற கழிச்சலும் ஏற்படுகிறது. நோயாளி பலம் இழந்தவராகி விடுகிறார். அடுத்த நாள் ஏராளமாகவும், அடிக்கடியும் பேதியாகிறது. மலம் வெளுத்துக் கஞ்சி நீர் போன்று தோன்றுகிறது. இந்த மலம் ஆசன வாயிலிருந்து பீச்சி அடிப்பது போல் உள்ளது. அதிக வேகமாக மேலே எழுகிற குமட்டலும், வாந்தியும் தோன்றுகிறது. வாந்திப் பொருள்கள் சில வேளைகள் வரை நோயாளி உண்ட உணவாக இருக்கிறது. பின் அவர் கழிக்கும் மலம் போன்றே தோன்றும். பொறுக்க முடியாத தாகம் ஏற்படுகிறது. கால், கை, முதுகு முதலிய பாகங்களில் கடுமையான வலி தோன்றுகிறது.

நோய் கடுமையாகும் போது, நோயாளியின் நிலைமை மிகவும் மோசமாகிறது. கண்கள் குழிக்குள் இழுக்கப்படுகின்றன. மூக்கு சிறிது கூர்மையாகிவிட்டது போலத் தோன்றுகிறது. கன்னங்கள் ஒட்டிப் போகின்றன. உதடுகள் நீல நிறமடைகின்றன. உடம்பு குளிர்ந்து சில்லென்று இருக்கிறது. உடல் முழுதும் பிசுபிசுப்பான வியர்வை தோன்றுகிறது. நாள் முழுதும் கைகளைத் தண்ணீரில் வைத்துக்கொண்டிருந்தது போலவே நோயாளியின் கைகள் இருக்கின்றன. குரல் மெலிந்து கம்மி விடுகிறது. மூச்சு குளிர்ந்து விடுகிறது. மூத்திரம் வெளியேறுவதில்லை.

நோயாளியைப் படுக்கையில் கிடத்தாத வாந்தி பேதியும் உண்டு. இதன் போது நோயாளிக்கு வாந்தி பேதியும், பலவீனமும், மூத்திரம் நின்று போதலும் ஏற்படும். அப்போது நோயாளி நோயின் தீவிரத்தை அறிவதில்லை. அவன் பலருடன் பழகி கலக்க முடிகிறது. எனவே நோய் வேகமாகப் பரவ

வாய்ப்பு ஏற்படுகிறது. நோயாளி தன் நிலையை அறியாதிருக்கும் போதே கை, கால்களை இழுத்துப் பிடித்துக் கொண்டு விடுகிறது. சில மணி நேரத்திற்கெல்லாம் பேதி ஏற்படாமலேயே நோயாளி இறந்து போகிறான்.

சில நேரங்களில் நோயாளியின் கடுமையான நோய்க்குறிகள் நீங்கிய பிறகும், சிறுநீரை வெளியேற்ற முடியாமல் திணறலாம். அப்போதும் நோயாளியின் நிலை மோசமாகவே இருக்கிறது என்பதை நாம் உணர வேண்டும்.

வாந்தி பேதி ஒரு பகுதியில் பரவி வரும்போது ஒருவர்க்குக் காண்கிற சாதாரண பேதி, வாந்தி பேதியின் தொடக்கமாக இருக்கலாம். எனவே அதற்கும் வாந்தி பேதிக்குள்ள சிகிச்சையே செய்யப்பட வேண்டும்.

நோய் கண்டவுடன் நோயாளியைப் படுக்க வைக்க வேண்டும். படுக்கையை விட்டு எழாத படி, மல மூத்திரங்களை ஏந்தும் பாத்திரங்களைப் பயன்படுத்த வேண்டும். கொதிக்க வைத்த நீரோடு ஏராளமான எலுமிச்சம் பழரசத்தைச் சேர்த்துக் குடிப்பதற்குக் கொடுக்க வேண்டும். கஞ்சி, முட்டையின் வெண்கரு ஆகியவற்றைத் தவிர வேறு எந்த உணவையும் கொடுக்கக் கூடாது.

நோயாளியின் உடலைக் கதகதப்பாக வைத்திருக்கச் சூடான ஒத்தடங்களைக் கொடுக்கலாம். வெந்நீர்ப் பைகளின் மீது துணியைச் சுற்றி நோயாளியின் உடலுக்கருகில் சுற்றிலும் வைக்கலாம்.

இந்நோயைப் போக்கவல்ல ஹோமியோபதி மருந்துகளின் முக்கிய குறிகள்.

1. அக்கோனைட்

தொடக்க நிலையில் இரத்தக் குழாய்களில் துடிப்பு மிகுதியாக இருக்கும்போதும், மிகுதியான காய்ச்சலும், உடல் வறட்சியாகவும் இருப்பது, மனதில் மிகுந்த பயமும், கவலையும், பரபரப்பும் நிறைந்திருப்பது; பலமான, விரைவான நாடித்துடிப்பு, தலையை நிமிர்த்தும்போது கிறுகிறுப்பு,

கசப்பான, பச்சையான வாந்தி வெண்மையான மலம், அதில் குடற் பூச்சிகள் காணப்படுதல், தான் சாகப் போகும் நேரத்தை முன்னறிந்து கூறுவது ஆகிய குறிகளுக்குக் கொடுக்கப்பட வேண்டும்.

2. ஆர்சனிக்கம் ஆல்பம்

மிகுந்த கவலை, அமைதியின்மை, சாவிற்கு பயம், திடீரென்று பலமிழத்தல், ஜீவசக்திகள் அனைத்தும் மறைந்து போதல்; நாக்கு வறண்டிருத்தல், கறுப்பாகவும், வெடிப்புகள் நிறைந்ததாகவும் இருத்தல், நீர் போன்ற, பச்சை நிறமான அல்லது கறுப்பு நிறப் பொருள்களை வாந்தி எடுத்தல். நீர் குடித்த பின் அது அதிகமாதல். மிகுதியான தாகம், அடிக்கடியும், மிகக் குறைவாகவும் நீர் பருகுதல், சருமம் குளிர்ந்து, வியர்வை மிகுந்திருத்தல், ஒரே நேரத்தில் வாந்தியெடுத்தலும், பேதியாதலும் ஆகிய குறிகளுக்கு கொடுக்கப்பட வேண்டும்.

3. காம்பர்

மிகுதியான துயரமும், வலியும்; பலமிழந்த நிலை; இலேசானதும், விரைவானதுமான நாடித்துடிப்பு; கை, கால், உடல் ஆகியவை சில்லென்றிருத்தல், தொண்டையிலும், வயிற்றிலும் எரியும் வலி; கெண்டைக் கால்கள் இழுத்தல்; உடலும் நாக்கும் பனிக்கட்டி போன்று குளிர்ந்தும், நீலம் பூத்ததாகவும் இருத்தல்; உணர்ச்சியும், அறிவுமிழந்த நிலை, மெலிந்த கம்மிய குரலில் பேசுதல். காம்பர் மருந்தின் தாய் திரவத்தை 5 அல்லது 10 நிமிடங்களுக்கொருமுறை வெல்லத்தோடு கலந்து கொடுக்கவும். இந்த மருந்தையே இலேசாக உடலின் மீது தடவி விடலாம்.

4. கார்போ வெஜி

இம்மருந்து இறுதி நிலையில் பயன்படும் உயிர்காக்கும் அருமையான மருந்து. (தொடக்க நிலையில், இபிகாக், ஆசிட்பாஸ் கொடுக்கப்பட வேண்டும்) மயங்கிய நிலையில், மிகமிக மெலிந்த நாடித்துடிப்புடன் நோயாளி படுத்திருக்கும்

போது, இசிவுகளும், வாந்தியும் நின்று சோர்வும், களைப்பும் மிகுந்துள்ள வேளையில்; மூச்சு, நாக்கு, கை கால்கள் அனைத்தும் பனிக்கட்டியாகச் சில்லிட்டு, கண்கள் குழி விழுந்து, மெலிந்த குரலும், பேயறைந்த முகமும் உள்ள போது, இம்மருந்தை 1 அல்லது 200 வீரியத்தில் 5 அல்லது 10 நிமிடங்களுக்கு ஒரு முறை கொடுக்க வேண்டும்.

வயிற்றுப்புண்

(Gastric or Duodenal Ulcer)

இதுவும் செரிமானம் தொடர்பான ஒரு நோயே. இந்நோய் பற்றி நன்றாக அறிந்துகொள்வதற்கு இது தொடர்பான செரிமான உறுப்புகளின் அமைப்பைப் பற்றி அறிந்துகொள்வது ஏற்றதாக இருக்கும். இரைப்பையிலிருந்து உணவுப் பொருள்களை குடல் பகுதிக்குக் கொண்டு செல்லும் குடலுக்கு முன்னுள்ள பகுதி 12 அங்குல நீளமுள்ளது. இதற்கு டியோடினம் (Duodenum) எனப் பெயர். இரைப்பையும், டியோடினமும் இணைந்துள்ள பாகத்திற்கு பைலோரஸ் (Pylorus) என்று பெயர். இரைப்பையோடிணைந்திருக்கும் டியோடினத்தின் முதல் இரண்டங்குல பாகத்திற்கு டியோடினத்தின் தலைபாகம் (Duodenal cap) என்று பெயர். வயிற்றுப்புண்கள் பெரும்பாலும் இப்பகுதியிலேயே தோன்றுகின்றன.

இந்தப் பகுதியில் தோன்றுகிற புண்களுக்கு டியோடினல் அல்சர் (Duodenal ulcer) எனப் பெயர். இமைப்பையிலேயே உண்டாகும் புண்களுக்கு காஸ்டிரிக் அல்சர் என்று பெயர். இரைப்பையில் ஏற்படும் புண் பெரும்பாலும் புற்று நோயாகவே மாறுகிறது. ஆனால் டியோடினத்தில் ஏற்படும் புண் புற்று நோயாக மாறுவதில்லை.

உணவு உண்ட உடனேயோ அல்லது சற்று நேரம் கழித்தோ தோன்றும் வலிகள் காஸ்டிரிக் அல்சர், உள்ளது என்பதையும் உணவு உண்ட 2 மணி நேரத்திற்குப் பின்னர் தோன்றும் வலிகள் டியோடினல் அல்சர் இருப்பதையும் அறிவிக்கும் குறிகளாக

உள்ளன. இந்நோய், பெண்களைவிட ஆண்களையே அதிகமாகப் பாதிக்கிறது என்பதே நோய்க்கான காரணங்களை நாம் அறிய உதவுகிறது.

பல நோய்களின் காரணங்களை அறியமுடியாதிருப்பதைப் போல இந்நோய்க்கான காரணத்தையும் இதுதான் என அறுதியிட்டுக்கூற முடியவில்லை. ஒரு சில குடும்பங்களில் உறுப்பினர் அனைவர்க்குமே இந்த நோய் இருப்பதை அறியும் போது, இது பரம்பரையாகத் தோன்றும் நோயெனக் கருத வேண்டியதிருக்கிறது. ஹானிமன் கண்டு கூறிய மூன்று நச்சுக்களில் ஒன்றோ அல்லது அனைத்துமோ நோயாளியின் உடலில் வேரூன்றியிருப்பதால்தான் இந்த நோய் ஏற்படுகிறது என உறுதியாக எண்ண வேண்டியதிருக்கிறது.

எனினும் அனைவரும் ஏற்றுக்கொள்கிற இரண்டு இன்றியமையாக் காரணங்களை இங்கு குறிப்பிடுவோம்.

இந்நோய் கவலை மிகுந்தவர்களுக்கும், எரிச்சல், கோபம் மிகுந்தவர்களுக்கும், கடின உழைப்பாளிகளுக்கும், நரம்புத் தளர்ச்சி உள்ளவர்களுக்கும்தான் தோன்றுகிறது.

கடின உழைப்பு, கவலை, எரிச்சல், கோபம், நரம்புத் தளர்ச்சி ஆகியவை மிகுதியாகும் போது இந்த நோயும் மிகுந்து அவை குறையும்போது குறைகிறது.

இந்நோய் இளமையிலேயே தோன்றி சில ஆண்டுகள் தொடர்ந்து நீடிக்கிறது. அல்லது ஆயுட்காலம் முழுமையும் நீடிக்கிறது. இந்நோய் இடையிடையே ஆண்டிற்கு ஒரு முறையோ அல்லது பல முறைகளோ தோன்றி - குறிப்பாக உணவுப்பழக்க மாற்றத்தினால் தோன்றி - மாதக் கணக்காக நீடிக்கிறது. அப்போது பெரும்பாலும் ஒரு குறிப்பிட்ட நேரத்தில் வலி ஏற்படும் அல்லது வலி அதிகரிக்கும். ஏதாவது ஒரு காரணத்தால் வலி குறைந்து பின்னர் மறைந்து போகும் பின் சில நாட்கள் அல்லது மாதங்க்ள் வரை நோய் தலைகாட்டுவதே இல்லை. ஆனால் அடுத்த பருவத்திலோ அல்லது ஆண்டிலோ இந்நோய் தோன்றி நோயாளிக்கு மிகுந்த துன்பத்தைத் தருகிறது.

குறிகள்

விலா எலும்புகளுக்குக் கீழ் இடது புறம் கடுமையான வலி ஏற்படும் இடத்தை ஒரு விரலால் அழுத்திக் காண்பித்து விடலாம். எரிச்சல், வாந்தி, குமட்டல் இரத்த வாந்தி, மலத்தில் செரிக்கப்பட்ட கறுப்பு நிற இரத்தம், மலச்சிக்கல், உடல் மெலிவு முதலியன இந்நோயின் முக்கியமான குறிகளாகும். பெண்களுக்கும் மேலே கூறப்பட்ட குறிகள் தவிர மாதவிலக்கு தொடர்பான துன்பங்களும் இருக்கலாம். வாந்தி செய்வது வலியைச் சிறிது நேரம் குறைக்கிறது.

பைலோரசில் புண் ஏற்பட்டிருந்தால், அங்கு வேக்காடு ஏற்பட்டு இரைப்பையிலிருந்து குடலிற்குள் தள்ளப்படும் உணவுகள் இலகுவாகச் செல்ல முடிவதில்லை. எனவே பொறுக்க முடியாத வலியும், வாந்தியும் ஏற்படுகிறது. சில நேரங்களில் இந்த வலி இரைப்பை காலியாய் இருக்கும்போது தோன்றி ஏதாவது உணவுப் பொருள்களை உண்ட பின் மறைந்து விடுவதும் உண்டு. சாதாரணமாக உணவு உண்ட 2 அல்லது 3 மணி நேரத்திற்குப்பின் இந்த வலி தோன்றலாம். நோய் முற்றிய நிலையில் வலி எப்பொழுதுமே இருந்துகொண்டே இருக்கும்.

முற்றிய நிலையில் புண்களில் துவாரம் ஏற்பட்டு இரைப்பையிலுள்ள உணவுப் பொருள்கள் குடலுக்கு வெளியே சுற்றிலும் சென்று விஷ சுரம் ஏற்பட்டு மரணம் ஏற்படுவதுண்டு. இதற்கு பெரிட்டோனிட்டிஸ் (Peritonitis) என்று பெயர். இரைப்பையின் பின் பகுதியில் புண் இருந்தால் குப்புறப் படுப்பதால் நோய் குறைகிறது. முன் பக்கமிருந்தால் மல்லாந்து படுத்தால் நோய் குறைகிறது.

ஒரு சில நோய்க்குறிகள் வயிற்றில் புண் இல்லை என முடிவு செய்ய உதவும்.

வயிற்றுப் பாகம் முழுதும் எரிச்சல், அடிக்கடி ஏப்பம் விடுதல், ஏப்பம் விடுவதால் வலி குறைதல், வயிற்றுப் பொருமல், வலி, அமுக்குவதால் வலி குறைவு, வலி ஓடிக் கொண்டேயிருத்தல், குமட்டலும், வாந்தியும், வயிற்று

வலியுடன் மலம் கழித்தல், மலத்தின் சீதம், உண்டவுடன் வலி, உணவருந்துவதற்கும், வலிக்கும் ஏதும் தொடர்பில்லாதிருத்தல், இங்குமங்கும் நடப்பதால் வலி குறைதல். மலம் கழிவதால் வலி குறைதல் ஆகியவை வயிற்றில் ஏற்பட்டுள்ள கோளாறு புண்களால் ஏற்படவில்லை என்பதை உறுதி செய்ய உதவும்.

மருந்துகள்

1. யுரேனியம்நைட்ரிக்கம்

இலேசான வயிற்றுப் பொருமலும், வலியும் இருக்கும் போதும், வயிற்றுப்புண்ணாகவோ, அல்லது வயிற்றுப் புற்று நோயாகவோ மாறாமல் தடுக்கவும் புண்களை ஆற்றவும் கொடுக்கப்பட வேண்டும்.

2. அட்ரோபின்

இரைப்பை நீர் ஊறுவதன் அளவைக் குறைப்பதற்கும், வலிகளைக் குறைப்பதற்கும் இம்மருந்து மிகவும் பயனுள்ளதாக இருக்கும்.

3. ஆர்சனிக் ஆல்பம்

வாய் உலர்ந்து, மிகுதியாகச் சிவந்து, பலமிழந்து, அதிக தாகம் கொண்ட, ஆனால் அவர் நீர் பருகும்போது சிறுகச் சிறுகப் பருகுபவராக இருந்தால்.

4. காலிபைக்ரோம்

வயிற்றில் வட்டவடிவமான புண்கள் இருப்பதற்கான அறிகுறிகள் தென்பட்டால்; வயிற்றில் ஒரு குறிப்பிட்ட இடத்தில் மட்டும் விரலால் தொட்டுக் காட்டக் கூடிய இடத்தில் வலி இருந்தால் வாந்தி எடுக்கும் பொருள்கள் நூல் போலத் தொங்கினால், அல்லது இழுக்க இழுக்க வந்தால் இம்மருந்து கொடுக்கப்பட வேண்டும்.

5. அர்ஜென்டம் நைட்ரிகம்

பலமிழந்த வயோதிகர்களுக்கு.

நக்ஸ்வாமிகா, போடோபில்லம், அன்னகார்டியம் காட்மியம் சல்ப் ஆகிய மருந்துகள்-குறிகளுக்கேற்ப தேவைப்படலாம்.

இந்த நோயால் அவதிப்படுபவர்களின் இரைப்பையில் ஊறும் நீர் காரத் தன்மையுடையதாக இருக்கும். இந்த நீர் உணவோடு கலக்கும்போது அமிலத்தன்மை குறைந்து புண்களில் வலி ஏற்படுவது இல்லை. எனவே நோயாளியின் இரைப்பை எப்பொழுதும் நிரம்பி இருக்க வேண்டுமென்பது இன்றியமையாதது. எனவே அவர் அடிக்கடி, குறைவாகவும், திரவ உருவிலும் ஆகாரம் உண்பது நலம். நோயாளி கவலை, வருத்தம், கோபம் ஆகிய மன உணர்வுகளைத் தவிர்க்க முயலுதல் வேண்டும்.

பெரிட்டோனிட்டிஸ்

(Peritonitis)

வயிற்றின் குழிக்குள் பூந்தசைப் பகுதி ஒன்று உள்ளது. அது இரைப்பையையும், குடற்பகுதியையும் போர்த்துக் கொண்டிருக்கிறது. அது சில வேளை வெந்து போய் விடுகிறது. இதற்கே பெரிட்டோநிட்டிஸ் என்று பெயர்.

குளிர்சுரம், மிகுந்த சூடு, நடுக்கம் ஆகியவற்றுடன் தொடங்குகிறது. வயிற்றின் ஏதாவது ஒரு பகுதியில் மட்டும் வலி இருக்கலாம் அல்லது வயிறு முழுமையும் வலி மிகுந்திருக்கலாம். பெரிட்டோனிட்டிஸின் தன்மைக்கேற்ப வலி எரியும் வலியாகவோ, தைக்கும் வலியாகவோ, சுண்டும் வலியாகவோ, திடீர்திடீரென வலிக்கும் வலியாகவோ, தொடர்ந்து நிலவும் வலியாகவோ இருக்கலாம். எனினும் வலிகள் அசைவதாலும் அழுத்துவதாலும் அதிகரிக்கும். துளையிடப்பட்ட பின், எந்த இடத்தில் துளை ஏற்பட்டுள்ளதோ அந்த இடத்தில் வலி மிகுந்திருக்கும். முகம் கவலை மிகுந்து தொங்கும். உதடுகள் பற்களைக் காட்டும் அளவிற்கு விரிந்திருக்கும். சூடு மிகுதியாக இருக்கும்.

சருமம் வறண்டதாக இருக்கலாம், அல்லது ஈரமானதாக இருக்கலாம். நோயாளிக்கு வயிற்றோட்டம் அல்லது மலச்சிக்கல் இருக்கலாம். சிலருக்கு சூடு நோயைக் குறைக்கிறது. சிலருக்கு குளிர்ச்சி நோயைக் குறைக்கிறது. சிறுநீர் வழக்கமாகக் குறைகிறது. சில வேளைகளில் வெளியேறாமல் இருக்கிறது. நாடித் துடிப்பு நோயின் நிலைக்கேற்ப மாறுகிறது. நாடித் துடிப்புக்கும் உடல் சூட்டிற்கும் தொடர்பு இருப்பதாகத் தெரிவதில்லை.

வெளியில் காயங்கள் ஏற்படுதல்; பெண்களிடத்தில் குழந்தைக்குப் பால் கொடுத்தல்; வயிறு சில்லிட்டுப் போதல் இந்நோய் தோன்ற முக்கியமான காரணங்களாகும்.

மருந்துகள்

1. அக்கோனைட்

காய்ச்சலும் வேக்காடும் குறையும் வரை தொடக்கத்தில் இம்மருந்தே கொடுக்கப்பட வேண்டும். பெரும்பாலான சமயங்களில் இதுவே நோயை நீக்கப் போதுமானதாக உள்ளது. சில வேளைகளில் நோயின் போக்கை முற்றிலும் மாற்றி நோயாளியின் துன்பத்தைக் குறைக்கிறது. இம்மருந்தை தேவைக்கேற்ப 2 மணிக்கொரு முறை கொடுக்கலாம்.

2. ஆர்னிகா

வெளிப்புறக் காரணங்களால், குறிப்பாகக் காயங்களால், இந்த பெரிட்டானிட்டிஸ் நோய் ஏற்பட்டிருந்தால், இது வெளிப்புறத்தில் பூச்சாகப் பயன்படுத்துவதோடு உள்ளேயும் பலமுறை கொடுக்க வேண்டும்.

3. பெல்லடோனா

இம்மருந்து அக்கோனைட்டுக்குப் பின்னால் காய்ச்சல் மிகுதியாக இருக்கும்போது கொடுக்கப்பட வேண்டும்.

4. பிரையோனியாவும் நக்ஸ்வாமிக்காவும்

குடல் புண்ணாக இருப்பதை வாந்தி செய்வதும், வேறு குறிகளும் காட்டினாலும், வயிறின் வெளிப்புறம் மிக

மென்மையானதாக இருந்தாலும், இவை கொடுக்கப்பட வேண்டும்.

இரைப்பைப் புற்றுநோய்

(Cancer of the Stomach)

இரைப்பை நோய்களில் எல்லாம் மிகவும் கடுமையானதும், கொடுமையானதும் இது தான். இந்த நோயால் பீடிக்கப்பட்ட ஒருவர் படும் துன்பமும், வேதனையும் மிகுதியானதே. கர்ப்பப்பையே இந்நோயால் பாதிக்கப்படும் முக்கிய உறுப்பாகும். அதற்கு அடுத்தாற் போல மிகுதியாக, இந்நோயால் தாக்கப்படும் உறுப்பு இரைப்பைதான்.

இன்று உலகில் வாழ்கின்ற மக்களிற் பெரும்பாலோர், உண்ணும் போது தங்களுடைய உணவை மென்று தின்னாமல் விரைவாக விழுங்கித் தங்கள் வயிற்றை நிரப்புவதையே முக்கியமான நோக்கமாகக் கொண்டிருக்கிறார்கள். ஒரு நாளின் 24 மணி நேரத்தில், எதைவேண்டுமானாலும், எப்போது வேண்டுமானாலும், எப்படி வேண்டுமானாலும் உண்கிறார்கள். இன்றைய உலகம் அவசரங்கள் நிறைந்த உலகம் என்பதாலும், போட்டி நிறைந்த உலகம் என்பதாலும் இது தவிர்க்கப்பட முடியவில்லை தான். எனினும் சுவரை வைத்துத் தானே சித்திரம்.

இந்த நோய்க்குட்படுபவர்கள் பொதுவாக பெருவாரியாக உண்பவர்களாக இருப்பார்கள், நிறைய புலாலை உண்பவர்களாகவும், ஏராளமான டீ, காபி போன்ற பானங்களைப் பருகுபவர்களாகவும் இருப்பார்கள். இந்தப் பானங்கள் வயிற்றுடன் தொடர்புடைய தசை நார்களையும், நரம்புகளையும் பலமிழக்கச் செய்கின்றன. அதன் விளைவாக அந்த நோயாளி, ஏதாவது ஒருவகைப் புற்று நோய் தாக்கும் நிலை தோன்றுகிறது. ஏனெனில் இந்த நோய் உடலின் எந்த உறுப்பு பலமிழந்து இருக்கிறதோ அந்த உறுப்பை எளிதில் பாதிக்கிறது. இவ்வாறு தன்னை ஏற்ற முறையில் பயன்படுத்தாதவர்களுக்கு எதிராக ஒரு வேலை நிறுத்தத்தில் ஈடுபடுகிறது. அதாவது, தன்னுடைய வேலை எதையும் செய்ய மறுக்கிறது.

அறிகுறிகள்

இரைப்பைப் புற்று நோய்க்கான அறிகுறிகள் மெதுவாகவே தோன்றுகின்றன. தொடக்கத்தில் தோன்றுவது சாதாரண அசீரணமே. இரைப்பையில் சிறிது துன்பம். பின்னர் அதிகப் படியான வாயுப் பொருமல், புளிப்புத் தன்மை, வாய் நாற்றம், இவை நாள் ஆக ஆக அதிகரிக்கின்றன. பின்னர் வலி மிகுதியாகிறது. சாதாரணமாக உண்ட இரண்டு மணி நேரத்திற்குப் பிறகு ஏற்படுகிறது. இரைப்பையின் வலி வயிற்றுக் குழியிலிருந்து முதுகெலும்பு வரை செல்கிறது. தொடக்கத்தில், வாந்தி செய்தல் இருக்கும். அதில் நீர் போன்ற பொருளே காணப்படும். பின்னர் புளிப்பு நாற்றமுள்ள திரவப் பொருள் வாந்தி செய்யப்படும் அந்தப் பொருள் சிறிது நேரத்தில் காபிப் பொடியின் நிறமாக மாறும். நோயாளியின் உடல் வேகமாக இளைப்பது, அவருடைய நாடி பலமற்றதாகவும், விரை வானதாகவும் இருப்பது. உடல் வெளிறிப்போவது ஆகியவை இரைப்பைப் புற்று நோயின் அறிகுறிகளாகும். இரைப்பை மீது கை வைத்துப் பார்த்தால் அது வீங்கி இருப்பதை உணர முடியும். இரைப்பை மீது கை வைப்பதைக் கூட நோயாளியால் தாங்கிக்கொள்ள இயலாது. நாடி வேகமானதாகவும் பலமற்றதாகவும் இருக்கும். கண்ணின் வெண்ணிறப் பகுதியில் முத்துப் போன்ற நிறம் காணப்படும். அது உடல் மிகுதியாகத் துன்பப்படுவதற்கு அடையாளமாக உள்ளது. இதுவே புற்று நோயை அறிவதற்குரிய முக்கியமான அடையாளமாகும்.

நாக்கின் தோற்றத்தைக் கொண்டு உணவின் எவ்வளவு பகுதி செரிக்கப்பட்டுள்ளது என்பதை நாம் அறிய முடியும், நாக்கு மிக அதிக அளவு மஞ்சள் அல்லது வெண்மையான மாசு படிந்ததாக இருந்தால், அது இரைப்பையில் உணவு செரிக்கப்படாமல் இருக்கிறது என்பதைக் காட்டுகிறது. வெளிறிய சிவந்த நாக்கு அல்லது மிகுதியாகச் சிவந்த நிறமுடைய நாக்கு இரைப்பையில் செரிமானம் நடைபெற்றுக் கொண்டிருக்கிறது என்பதைக் காட்டுகிறது. நாவின் மீது படர்ந்துள்ள வெண்மையான அல்லது மஞ்சளான பகுதிக்குக் கீழே சிவந்த நிறமுடைய சினைப்புகள் (Papillae) தோன்றினால்

அது அந்த நோய் வேகமாக முற்றி வருகிறது என்பதைக் காட்டுகிறது.

சிகிச்சை முறை

நோயாளி கொடுக்கப்பட்ட மருந்தின் ஒரு பகுதியையும், உணவின் ஒரு பகுதியையும், தன் இரைப்பையில் தக்க வைத்துக் கொள்ள இயலுமானால் இரைப்பைப் புற்றின் வளர்ச்சி குறைவானதாகவே உள்ளது என்பதையும், அவரது நோய் குணப்பட முடியும் என்பதையும் காட்டுகிறது. அந்த வேளையில்.

1. அசட்டிக் ஆசிட்

நோயாளியின் சிகிச்சை முறைக்கு அசட்டிக் ஆசிட் என்ற மருந்து மிகவும் பயன்படும். இம்மருந்தை உள்ளே கொடுத்தும், வெளியே பூசியும் வர வேண்டும்.

2. ஹைட்ராஸ்டிஸ்

பசியின்மை, இரைப்பையின் மீது புண் போன்ற உணர்வு, அடிக்கடி வாந்தி செய்தல், கல்லீரல் அதிகமான அளவு மென்மையானதாகவும், சருமம் மஞ்சள் நிறமானதாகவும் உள்ளது. இரைப்பையில் வாயுத் தொந்தரவு, சாப்பிட்டவுடன் இரைப்பையில் சங்கடம், நாக்கு மஞ்சள் நிறமுடையதாகவும், புளிப்புள்ள ஏப்பமும் இருக்கும்போது ஹைட்ராஸ்டிஸ் தாய்த் திரவத்தை, அசட்டிக் ஆசிட் (குறைந்த வீரியத்துடன்) டுடன் மாற்றிமாற்றிக் கொடுப்பது குணம் தரும்.

3. ஆர்சனிக் ஆல்பம்

"புற்று நோயின் போது தோன்றும் அனைத்துக்குறிகளும் இந்த மருந்தினால் தோற்றுவிக்கப்பட்டிருக்கிறது, எனவே ஹோமியோபதி முறையில் இது புற்று நோய்க்குரிய அருமருந்தாகத் திகழ்கிறது" என டாக்டர் குட் நோ என்பவர் கூறுகிறார். எரிச்சல், குத்துகின்ற வலி, உண்பதாலும் குடிப்பதாலும் அதிகரிக்கும் வாந்தி, இரத்த வாந்தி, விரைவாக

உடல் மெலிதல் சோர்வுறுதல் ஆகியவை ஆர்சனிக் ஆல்பத்திற்குரிய அறிகுறிகளாகும். இம்மருந்து அனைத்து வீரியங்களிலும் பயன்படும். சில நோயாளிகளுக்கு தொடர்ந்து பல நாட்கள் கொடுக்கப்பட வேண்டியதிருக்கும். ஒரு சிலருக்கு சில நாட்களுக்கு மட்டும் கொடுத்தால் போதுமானதாக இருக்கும்.

பாஸ்பரஸ்

எரிச்சல் நிறைந்த வலியே இம்மருந்தின் முக்கியமான குறியாகும். அந்த வலி குளிர்ந்த பானங்கள் பருகினால் குறையும் எனினும் அந்தப் பானங்கள் இரைப்பையில் வெது வெதுப்பாக ஆனவுடன் அது வாந்தி செய்யப்படும். வாந்தி செய்யப்பட்ட பொருள் காபிப் பொடி போன்றிருக்கும் மலச்சிக்கல் காசநோய் உடல் வாகுடையவர்களுக்கும் இது பயன்படும்.

காலி பைக்ரோம்

இரைப்பையில் புண் இருந்ததால் மிகுந்த துன்பம் அடைந்த நோயாளிகளுக்கு ஹைட்ராஸ்டிஸ் பயன்படுவது போலப் பயன்படும். நோயாளிகள் கொழுத்தவர்களாகவும், தொளதொளப்பாகத் தொங்குகிற சதையுடைய, அழகான நிறமுடையவர்களாகவும் இருப்பர். உணவும் இரத்தமும் வாந்தியெடுப்பர், வாந்தி செய்யப்படும் பொருள் நூல் போல் தொங்கும் நாக்கு மஞ்சள் நிற மாசுபடிந்திருக்கும் சிவந்து, வறண்டு, பள்ளமாக இருக்கும்.

உறுத்தலைத் தவிர்ப்பது இன்றியமையாதது, சூடான உணவுப் பொருள்களும் பானங்களும் உடலை உறுத்துவன.

அதே போன்று குளிர்ந்த உணவும், பானங்களும் உடலை உறுத்தவே செய்கின்றன. மிளகு, கடுகு, மசாலாப் பொருள்களும், மதுபானங்களும் உறுத்தலை ஏற்படுத்துகின்றன. இவற்றைத் தவிர்ப்பது இன்றியமையாதது.

குடற்பூச்சிகள்

(Worms)

குடலில் வாழும் பூச்சிகளைப் பற்றி பகுத்தறிவுக் கொவ்வாத பல வகையான கருத்துக்கள் நிலவுகின்றன. அதன் விளைவாக அவற்றிற்கான சிகிச்சை செய்வதிலும், அவற்றால் தோன்றும் நோய்களெனக் கருதப்படும் நோய்களுக்குச் சிகிச்சை செய்வதிலும் ஏராளமான தவறுகள் செய்யப்படுகின்றன.

மனிதர்களுடைய உடலில் பல்வேறு வகையான பூச்சிகள் வாழ்கின்றன. சில பூச்சிகள் மிகுதியான தீங்கை விளை விக்கின்றன. வேறு சில பூச்சிகள் அவ்வாறு செய்வதில்லை. அவை குடற்பகுதியில் வாழ்வதற்கு, குடலின் சிலேட்டுமப் பகுதி நோயுற்றிருப்பதே அடிப்படைக் காரணமாகும். பெரும்பாலான சமயங்களில் அவை அங்கிருப்பதே பல நோய்க்குக் காரணம் எனக் கூறப்படுகிறது. உண்மையில் குடற்பகுதி நோயுற்றிருப்பதன் விளைவாகவே தோன்றி வளர்கின்றன. இதை மனதிற்கொண்டே மருத்துவம் செய்ய வேண்டும்.

மனிதனின் உடலில் மூன்று வகையான குடற்பூச்சிகள் உள்ளன. அவை கொக்கிப்பூச்சிகள் (ascaris), நாக்குப் பூச்சிகள் (Lumbricius), நாடாப்பூச்சிகள் (Toenia).

கொக்கிப் பூச்சிகள்

இவைகள் சிறிய, உருண்டை வடிவமான பூச்சிகள், இவற்றின் நீளம் ¼ அங்குலத்துக்குக் குறையாமலும் ½ அங்குலத்திற் கதிகப்படாமலும் இருக்கும். இது தைக்கும் நூலளவு பருமனுள்ளது. இவை பெருங்குடலின் உட்பகுதியில் தோலைக் கவ்விக்கொண்டு, இரத்தத்தை உறிஞ்சி வாழ்கின்றன. சில சமயங்களில் அவை மிகக்குறைவான அளவிலும், வேறுசில சமயங்களில் பெருவாரியாகவும் குடலிற் காணப்படுகின்றன. இவை குடலைக் காயப்படுத்தி, அவ்விடத்திலிருந்து ஓயாது இரத்தம் சொட்டும் படியும் செய்கின்றன. இதனால் நோயாளி

வலி, சிறுநீரைச் சிறிது நேரம் வைத்திருந்தால் பால் போன்று வெண்மையாக மாறிவிடும்.

3. லைக்கோபோடியம்

மண் போன்ற, மஞ்சள் நிற உடல், கண்களைச் சுற்றி நீல வளையம், இரைப்பையிலும், குடலிலும் மிகுதியான வாயுப்பொருமி இருத்தல், வயிற்றில் ஏதோ ஒன்று இங்குமங்கும் ஊர்வது போன்ற உணர்வு. ஆசன வாயைச் சுற்றி அரிப்பு, சிறு நீரில் சிவப்பு நிறக் குறுணைகள், மலச்சிக்கல், கடினமான, வறண்டமலம் முதலியன.

4. மெர்க்கூரியஸ்

கொக்கிப்பூச்சிகள்; ஆசனவாயைச் சுற்றிலும் மிகுந்த அரிப்புத் தொந்தரவு, பூச்சிகள் வெளியேறி வருதல், ஆசனவாயின் புறப்பகுதிகளில் அவற்றைக் காணமுடியும். சாப்பிட வேண்டுமென்ற ஓயாத விருப்பம் எனினும் மெலிந்து கொண்டே போவது. வாய் நாற்றம் முதலியவை ஆகும்.

5. சல்பர்

அனைத்து வகைப் பூச்சிகளும் உடலிலிருந்து வெளியேறு வதற்கான அடையாளங்கள் காணப்பட்டால், மலக்குடலில் ஊரும், கடிக்கும் உணர்வு, காலை 11 மணிக்கெல்லாம் அகோரப் பசி, பகல் நேரங்களில் பலமற்ற நிலை, மயக்கம், தோலில் சீழ்ப்பிடித்த புறப்பாடுகள்.

இவைத் தவிர, ஸ்பைஜீலியா, சான்டோனின் ஆகியவையும் தேவைப்படலாம்.

ஆசனவாய் வெளித்தள்ளுதல்

(Prolapsus Ani)

இதை சில வேளைகளில் தாய்மார்கள் “குடல் வெளித் தள்ளுதல்” என்று கூறுவார்கள். ஆசனவாய் வழியாக மலக்குடலின் பூந்தசைகள் வெளிவருவதையே நாம் இவ்வாறு கூறுகிறோம்.

இந்நோய் பெரும்பாலும் குழந்தைகளிடத்திலும், வயோதிகர்களிடத்திலும்தான் காணப்படுகிறது. மலத்தை வெளித்தள்ள கடுமையாக முயலும் போதும், சிறு நீர் கழிக்க முயலும் போதும், வயிற்றுக்கடுப்பின் பின் விளைவாகவும், மூல நோய் ஏற்பட்டிருப்பதாலும் இயல்பாக அங்குள்ள தசை நார்கள் பலமற்றிருப்பதாலும், இத்துன்பம் தோன்றுகிறது.

வெளித் தள்ளப்பட்ட பகுதி நன்றாகத் தூய்மைப் படுத்தப்பட்டு கையால் மென்மையாக அழுத்தி உட் செல்லுமாறு செய்யப்பட வேண்டும். பெருமளவு மலக்குடல் வெளிவந்திருந்தால் அவை உட்செல்லுமாறு செய்யப்படும் முன், குளிர்ந்த நீரில் நனைத்த துணிகளை வைத்து கட்ட வேண்டும். மலக்குடல் உட்சென்ற பின்னர் கூட அந்த குளிர்ந்த நீரில் நனைக்கப்பட்ட துணிகள் அதிலேயே வைத்துக் கட்டப்பட வேண்டும். நோயாளி அமைதியாக அசையாமல் இருக்குமாறு பார்த்துக்கொள்ள வேண்டும்.

மருந்துகள்

1. கல்கேரியா கார்ப்

கண்ட மாலை நோய்வாகுடையவர்கள், பெருந்தலை யுடைய குழந்தைகள், உச்சிக்குழி நன்றாக மூடாமல் இருக்கும் குழந்தைகள், கல் போன்று, மந்தமான வயிறு, நல்ல பசி, உடல் மெலிதல், வயிற்றோட்டம், களிமண்போன்ற நிறமுடைய மலம், ஆசனவாயில் அதிக அரிப்பும், ஊரலும் முதலியன.

2. இக்னேஷியா

கட்டியான, கடினமான மலம், ஆசனவாய் வெளித் தள்ளுவதை உண்டாக்குவது, ஒவ்வொரு முறை மலம் கழிக்கும் போதும் மூல முளை வெளித்தள்ளுவது, நோயாளி வருத்தம் நிறைந்தவராகவும், அடிக்கடி பெருமூச்சு விடுபவராகவும் இருப்பார்.

3. மெர்க்கூரியஸ்

வயிற்றோட்டத்தின் போது, அல்லது வயிற்றுக்கடுப்பின் போது ஏற்படும் ஆசனவாய்த்தள்ளுதல், வயிறு கல்போன்றும்,

2. ஆர்னிக்கா

மூல முளைகள் வீங்கி, வலி நிறைந்ததாக இருக்கும் போதும், குறுக்கில் கீழ்ப்பாகத்தில் மிகுந்த வலியிருக்கும் போதும் இது பயன்படும்.

3. பெல்லடோனா

இரத்த மூலங்களுக்கு மிகுதியாக இரத்தப் போக்கு இருக்கும்போது பயன்படும், இடுப்பின் கீழ்ப்பாகம் தெறித்து விடும் போன்ற வலி மிகுதியாக இருக்கும்போதும் இது பயன்படும்.

4. ஹாமாமலிஸ்

இந்த் மருந்து இரத்த மூலங்களில் பயன்படும் மருந்துகளில் மிகவும் முக்கியமானது, இது மூல முளைகளின் நரம்புகள் வீங்கிப் புடைத்திருந்தால்-குறிப்பாக கால்களில் நரம்புகள் வீங்கிப் புடைத்துச் சுருண்டிருக்கும். பெண்களுக்கும்-வெளியேறும் இரத்தம் கருநீல நிறமுடையதாயிருந்தால், இதைப் பயன்படுத்தலாம்.

5. நக்ஸ்வாமிகா

மூல முளைகளில் எரிச்சலும் குத்தும் வலியும் இருக்கும் போது, அடிக்கடி மலம் கழிக்க வேண்டுமென்ற விருப்பமும், இலேசான இரத்த நிறம் கொண்ட மலம் அடிக்கடி கழிக்கப்படும் பொழுதும், மலச்சிக்கல் மிகுதியாக இருக்கும் போதும், கருவுற்ற காலத்திலும், இந்த மருந்து மிக அதிக அளவு பயன் தராவிட்டால் **இக்னேஷியா**வைக் கொடுக்கவும். பின்னர் **சல்பர்** கொடுக்கப்பட வேண்டும். நக்ஸ்வாமிகா காலையிலும், **சல்பர்** இரவிலும் சில நாட்கள் தொடர்ந்து கொடுத்து வந்தால் மிகவும் பயனுள்ளதாக இருக்கும்.

6. சல்பர்

இது இரத்த மூலத்திற்கு மிகச் சிறந்த மருந்தாகும். அடிக்கடி மலம் கழிக்க வேண்டுமென்ற விருப்பம் இருக்கும்

போதும், மலம் கழிப்பதற்கு அதிகமான அளவு துன்பப்படுதல், ஆசன வாயில் புண் போன்ற கடுமையான வலி, வலி உள்ளேயும் வெளியேயும் காணப்படும். கட்டி எரிச்சல் நிறைந்ததாகவும், ஈரத்தன்மையுடனும், பெருமளவு வெளித்தள்ளுவதாகவு மிருந்தாலும், அதை உள்ளே தள்ளுவதற்கு மிகுந்த துன்பம் நிறைந்ததாக இருந்தாலும் இடுப்பின் கீழ்ப்பாகத்தில் எரிகிற, சுண்டுகிற, பிடித்திழுக்கிற வலி காணப்பட்டாலும், இதைப் பயன்படுத்தலாம்.

4
கல்லீரல் கோளாறுகள்

கல்லீரல் வேக்காடு

(Hepatitis)

இதில் கல்லீரலுக்கு ஏற்படக்கூடிய நோய்களான குறுகிய கால கல்லீரல் வேக்காடும், நீண்டகால கல்லீரல் வேக்காடும் அடங்கும். குறுகிய கால கல்லீரல் வேக்காட்டை கல்லீரல் கோளாறு எனக் கூறுகிறோம். எனினும் நன்றாக உற்று நோக்கி அறிந்தால் அது இரைப்பை, குடல் நோயுற்ற நிலையைத்தான் நோய்க்கு உண்மையான காரணம் என அறியலாம். எனினும் கல்லீரலில் அவற்றுடன் இணைந்து

துன்பப்படுகிறது. எனவே அதன் மீது கவனம் செலுத்துவது இன்றியமையாதது. நீண்ட நாள் இந்த நோய் தீர்க்கப்படாமல் விடப்பட்டிருந்தால் அது கல்லீரலில் புண்கள் ஏற்பட்டு, உட்புறமாகவோ, வெளிப் புறமாகவோ உடைகின்றன. உட்புறமாக புண்கள் உடைந்தால் அது நோயாளிக்கு மிகுந்த கேடுண்டாக்குகிறது.

சாதாரணமாக இந்நோய் வெப்பமண்டலத்தில் உள்ளவர்களையே மிகுதியாகப் பாதிக்கிறது. தலையில் காயம் ஏற்படுவது, பித்தக்கற்கள் ஏற்பட்டிருப்பது, அளவுக்கு மிஞ்சிய உணர்ச்சிகள், மிகுதியான பேதி மருந்துகளைப் பயன்படுத்தியது. மதுபானம் அளவுக்கதிகமாகக் குடித்தது, திடீரென கழிவுப் பொருள்கள் வெளியேறுவது முற்றிலும் தடை செய்யப்படுவது, தட்ப வெப்ப நிலையில் வேறுபாடு தோன்றுவது ஆகியவற்றால் இந்த நோய் தோன்றலாம்.

அறிகுறிகள்

குறுகிய கால கல்லீரல் கோளாறுகளில் முக்கியமான அறிகுறிகள்: விலா எலும்புக்குக் கீழே, வலது பக்கத்தில் வலி, சில வேளைகளில் அந்த வலி கடுமையான கிழிக்கும் வலியாக இருக்கும். பிற சமயங்களில் அது மந்தமான வலியாகவும், அந்தப் பகுதி கனமாக இருப்பது போன்றும் இருக்கும், வலி சில வேளைகளில் மார்பு வரையும், பின்னர் தோள்பட்டை எலும்பு வரையும் செல்லும், மூச்சு இழுப்பதாலும், இருமுவதாலும், இலேசாக அழுத்துவதாலும், பாதிக்கப்பட்ட பக்கத்தில் படுத்துக்கொள்வதாலும் வலி மிகுதியாகும். மலம் சாம்பல் நிறமாக அல்லது வெண்மை நிறமாக அல்லது களிமண் போன்றதாக இருக்கும். மலச்சிக்கல் மிகுந்திருக்கும். சிறுநீர் மிகுந்த மஞ்சள் நிறமுடையதாய் இருக்கும். சருமமும், கண்ணின் வெண்படலமும் மஞ்சள் நிறமாக இருக்கும். சாதாரணமாக மிகுதியான காய்ச்சலும், துள்ளிச் செல்லும் நாடியும், சூடான சருமமும், மிகுதியான தாகமும், கசப்பான ருசியும், மஞ்சள் மாசு படிந்த நாக்கும் காணப்படும், இரைப்பையில் வலியும், மந்தமும் இருக்கும், வேக்காடு கல்லீரலின் குவிந்த பாகத்தில்-அதாவது வயிற்றுக் குழியின் வலது பக்கத்தில் காணப்படுகிற பாகத்தில்-இருந்தால், வலி

மிகுதியாகவும் குத்தும் வலியாகவும் இருக்கும், இருமுதல், மூச்சுவிடுதல், அழுத்துதல் ஆகியவற்றால் வலி அதிகமாகும். குழிந்த பாகம் மிகுதியாகப் பாதிக்கப்பட்டிருந்தால், புளூரசி நோய்க்குரிய குறிகள் காணப்படும். மிகுதியான காய்ச்சல், வேகமான நாடி, வலது பக்கத்தின் சிறிய விலா எலும்புகளின் கீழ் வலி (False ribs) இருக்கும். வலி திடீர், திடீரெனத் தோன்றுகிற தெறிக்கும் வலியாக அல்லது எரியும் வலியாக இருக்கும். அது மார்பு வரை செல்லும், சில வேளைகளில் அது தோள்பட்டைகளுக்கு இடையிலும், வலது மேற்கை வரை அல்லது கை முழுவதிலும் காணப்படும். இருமுதலாலும், மூச்சு விடுதலாலும், வலது புறப்படுத்தலாலும் வேதனை அதிகரிக்கும். கல்லீரல் பகுதி தொடமுடியாத படி நொந்துபோனதாக இருக்கும், வீங்கியிருக்கும். மூச்சு விடுவது துன்பம் நிறைந்ததாயிருக்கும், வறண்ட துயரம் தரும் இருமலிருக்கும். மலச்சிக்கல் இருக்கும்.

குறுகிய கால கல்லீரல் கோளாறுகள் ஏழு, எட்டு நாட்களுக்கு மேல் இருப்பதில்லை. ஆனால் சரியான முறையில் சிகிச்சை செய்யப்படா விட்டால் அது நீங்கா நோயாக மாறிவிடலாம்.

மருந்துகள்

1. அக்கோனைட்

நோயின் தொடக்கத்தில் காய்ச்சல் அதிகமாக இருக்கும் போதும் சருமம் மிகுதியான சூடாகவும், தாகம் அதிகமாகவும், வெண்மையான மாசு படிந்த நாக்கும், அதிகமான முனகலும், அமைதின்மையும், சாவு பற்றிய பயமும், கல்லீரல் பகுதியில் தெறிக்கும் வலி ஆகியவை இருக்கும்போது, இதைப் பயன்படுத்தலாம்.

2. பிரையோனியா

வலி அழுத்தும் தன்மை கொண்டதாக இருக்கும்போதும், கல்லீரல் பகுதியில் கனமாக இருக்கும்போதும்; மூச்சு விடுவதும், இருமுவதும், அல்லது எந்தவிதமான அசைவும் நோயை

அதிகப்படுத்தும்போதும்; மார்பில் கடுமையான வலியும், வேகமான அமைதியில்லாத மூச்சு விடுதல் காணப்படும் போதும், மலச் சிக்கலும் மஞ்சள் நிற மாசு படிந்த நாக்கும் காணப்படும்போதும், இது பயன்படும்.

3. சாமோமில்லா

மந்தமான வலி காணப்படும்போதும், மூச்சு விடுதல், இலேசாக அழுத்துதல், இலேசான அசைவு கூட வலியை மிகுதிப்படுத்தும் போதும், வலது மேல் வயிற்றில் ஓர் இறுக்கமான உணர்வும், இரைப்பையில் கனமும், மார்பில் வலியும் காணப்படும்போதும், மஞ்சள் நிறமான சருமம், நாவில் மஞ்சள் நிற மாசு படர்ந்திருக்கும்போதும், வாயில் கசப்பான ருசி இருக்கும்போதும், சில வேளைகளில் மிகுந்த பயமும் கவலையும் இருக்கும்போதும் இம் மருந்து பெரிதும் பயன்படும்.

4. சைனா

நோய் திடீர் திடீரெனத் தோன்றினால்; அல்லது ஒரு குறிப்பிட்ட கால இடைவெளிக்குப் பின் அல்லது ஒருநாள் விட்டு மறுநாள் கல்லீரல் பகுதியில் தெறிக்கும் வலியுடன், அழுத்தும் வலியுடன் தோன்றினால்; மேல் வயிறும், கீழ் வயிறும் வீங்கிக் கடினமாக இருந்தால்; தலையில் வலி காணப்பட்டால்; நாக்கில் மிகுதியான மாசு படர்ந்திருந்தால்; கசப்பான ருசி இருந்தால்; கண்ணும் சருமமும் மஞ்சள் நிறமாக இருத்தல் முதலியவைக்குப் பயன்படும்.

5. மெர்க்கூரியஸ்

விலா எலும்புகளுக்குக் கீழே வலது பக்கத்தில் வலி, அது நோயாளியை வலது பக்கம் திரும்பிப் படுக்க முடியாது செய்கிறது. வாயில் கசப்பு ருசி; பசி இன்மை; தாகம்; தொடர்ந்து நடுக்கம்; அதன் பின்னர் மிகுதியான வியர்வை; சருமம் மஞ்சள் நிறமாக இருத்தல்; கண்ணின் வெண்படலம் கூட மஞ்சள் நிறமாக இருத்தல்; கல்லீரல் பருத்து கடினமாகி அதில் புண் உண்டாகிய பின் இது கல்லீரல் கோளாறுக்கு மிகவும் இன்றியமையாத மருந்தாகும்.

6. நக்ஸ்வாமிகா

துடிக்கும் வலி, தொடும்போது கூட கல்லீரல் பகுதியில் வலி, வாந்தி; கசப்பான அல்லது புளிப்பான எதுக்களித்தல், மூச்சிரைப்பு, வலது புறத்திலுள்ள சிறு விலா எலும்புகளுக்குக் கீழும், இரைப்பையின் மேற்பகுதியிலும் வலி தலையில் வலி, தாகம்; மஞ்சள் நிறமான சிறுநீர், கிறுகிறுப்பு, மலச்சிக்கல், திடீர் திடீரென மன வருத்தம் கொள்வது முதலியன.

நாட்பட்ட கல்லீரல் வேக்காடு

(Chronic Hepatitis)

இந்நோய் சாதாரணமாக வெப்பமண்டலத்தில் மிகுதியாகத் தோன்றுகிறது. குறுகிய கால கல்லீரல் கோளாறுகளும் நாட்பட்ட கல்லீரல் வேக்காடும் பொதுவான குறிகளைக் கொண்டவையாயுள்ளன. நாட்பட்ட கல்லீரல் வேக்காடு காலத்தில்-அதாவது அந்த நோய் நோயாளியிடம் இருக்கும் காலத்தில் மட்டுமே, குறுகிய கால கல்லீரல் கோளாறுகளிலிருந்து வேறுபட்டதாகவுள்ளது. இந்நோயின் போது கல்லீரல் பகுதியில், வேக்காடு இருக்கிறது. வலது பக்கத்து விலா எலும்புகளுக்குக் கீழே இலேசான வலி தொடர்ந்து இருக்கிறது எனவே நோயாளி மெலிந்து, பலமிழந்து காணப்படுகிறார். பல சமயங்களில், சளி வெளியேறுகிற இருமல் இருக்கிறது. அது நுரையீரல் கோளாறுகள் உள்ளவரிடம் காணப்படும் இருமல் போன்றே இருக்கிறது. கல்லீரல் பகுதியைச் சோதித்துப் பார்த்தால் அது பெருத்திருப்பது நன்றாகத் தெரியும். அது பல நாட்கள் தொடர்ந்திருக்கிறது அல்லது விட்டு விட்டு வருகிறது. அசீரணத்தின் அறிகுறிகள் காணப்படுகின்றன. சிறுநீர் மஞ்சள் அல்லது சிவப்பு நிறமுடையதாக உள்ளது. சருமமும், கண்களும் மஞ்சள் நிறமுடையதாகக் காணப்படுகின்றன. சில வேளைகளில் காய்ச்சல் இருக்கிறது. வேக்காடும், அசீரணமும் கடுமையாக இருக்கும்போது தவிர, பிற சமயங்களில் நாடி ஒழுங்காக ஆனால் வேகமாக அடிக்கும்.

பெரும்பாலும் குறுகிய கால நோய் ஏற்படுவதற்கான காரணங்களே நீண்ட கால நோய்க்கும் காரணங்களாக உள்ளன. மதுபான வகைகளை மிகுதியாகப் பயன்படுத்துவது இந்நோயின் முக்கியமான காரணங்களில் ஒன்றாகும்.

மருந்துகள்

1. ஆரம் மெட்

ஏராளமான வேறு மருந்துகளைப் பயன்படுத்தியதன் விளைவாகத் தூண்டப் பெற்றிருந்தாலும், எலும்புகளிலும், தசைகளிலும் மிகுதியான வலி இருந்தாலும், மனதில் சோர்வு, தற்கொலை செய்துகொள்ள வேண்டுமென்ற விருப்பம் ஆகிய மன உணர்வுகள் இருந்தாலும் கொடுக்கப்பட வேண்டும்.

2. அலுமினா

எப்போதுமே குனியும்போது கல்லீரல் பகுதியில் வலியும், நிமிர்ந்து நிற்கும்போது வலியின்மையும் காணப்பட்டால் இம்மருந்து கொடுக்கப்பட வேண்டும்.

3. கலகேரியா கார்ப்

கல்லீரல் பகுதியில் தொடர்ந்து வலியும், வீக்கமும் இருக்கும்போது, இது கொடுக்கப்பட வேண்டும்.

4. சைனா

வலி ஒருநாள் விட்டு மறுநாள் தொடர்ந்து ஏற்பட்டால், இதைக் கொடுக்கலாம்.

5. லைக்கோபோடியம்

வலது பக்க வலியுடன் தொடர்ந்து மலச்சிக்கல் இருந்து வந்தால், இது கொடுக்கப்பட வேண்டும்.

6. நக்ஸ்வாமிகா மற்றும் சல்பர்

இந்த இரண்டு மருந்துகளும் கல்லீரல் கோளாறுகளில் மிகவும் சிறப்பாக வேலை செய்கின்றன. நாள்தோறும்

காலையில் சல்பர் (30 வீரியம்), மாலையில் நக்ஸ்வாமிகா (30 வீரியம்) கொடுத்து வேறு குறிகளுக்கேற்ற மருந்துகளையும் கொடுத்து வந்தால் கல்லீரல் கோளாறுகள் விரைவில் மறையும்.

உணவு எளிதில் சீரணிக்கக் கூடியதாக இருக்க வேண்டும். எண்ணெய், நெய் மற்றும் கொழுப்புப் பொருள்கள் தவிர்க்கப்பட வேண்டும். நீர், மோர் (வெண்ணெய் நீக்கப் பெற்றது) மிகுதியாகவும், பழச்சாறுகளைக் குறைந்த அளவிலும் பயன்படுத்தினால் மிக விரைவில் குணமாகும்.

மண்ணீரல் வேக்காடு

கல்லீரலுக்கு எதிர் புறத்தில் முதுகெலும்புக்கு அருகில், விலா எலும்புகளுக்கு நேர் கீழ் இடது புறத்தில் அமைந்துள்ளது. அரிஸ்டாட்டில் இதை "முறை கேடாகப் பிறந்த கல்லீரல்" என அழைத்தார். ஏனெனில் இது கல்லீரல் உடன் இணைந்து இரத்தத்தை சுத்தம் செய்வதில் ஈடுபட்டிருக்கலாம் என அவர் கருதியிருந்தார். இந்த உறுப்பு நோயுறும்போது அதனால் விளையும் குறிகளையே அடிப்படையாகக் கொள்ள முடியும்.

அறிகுறிகள்

மிகுந்த காய்ச்சலுடன் மண்ணீரல் பகுதியில் தெறிக்கும் வலி, அந்த உறுப்பு சில வேளைகளில் பெருத்து, வீங்கியிருக்கும், மிக அதிக அளவு நோயுற்றிருந்தால் இரத்த வாந்தியும் ஏற்படலாம். விழிகளின் வெண்படலத்தில் இரத்த ஓட்டம் அரிதாகவே இருக்கும். கை, கால்கள் சில்லிட்டுப் போய் இருக்கும்.

1. அக்கோனைட்

நோயின் போது மிகுந்த காய்ச்சல் இருந்தால் இம்மருந்தை தண்ணீரில் கலந்து அடிக்கடி (அரை மணிக்கொரு முறை) கொடுக்க வேண்டும்.

2. ஆர்னிக்கா

விலா எலும்புகளின் இடது பாகத்தில் அழுத்தும் வலியும் மூச்சு விடுவதற்குத் துன்பம் இருந்தாலும், மிக அதிகமாக இரத்த

வாந்தி எடுத்தாலும், அல்லது வெளியில் ஏற்பட்ட காயங்களினால் துன்பம் ஏற்பட்டிருந்தாலும் இது கொடுக்கப் பட வேண்டும்.

3. ஆர்சனிக்கம்

குளிர், நடுக்கம் ஆகியவற்றுடன் இந்த நோய் காணப் பட்டாலும், மண்ணீரல் பகுதியில் எரிச்சல் மிகுந்த வலியிருந்தாலும், கறு நிறத்திரவம் வாந்தி செய்யப்பட்டாலும், இரத்தம் கலந்த வயிற்றோட்டம் இருந்தாலும், இருதயத்திற்கு அருகில் உள்ள இரைப்பையின் பகுதியில் எப்பொழுதும் ஒரு துடிப்பு காணப்பட்டாலும் ஆசனவாயில் எரிச்சலும், மிகுந்த பலவீனமும், கால்களில் வீக்கமும் காணப்பட்டாலும் கொடுக்கப்பட வேண்டும்.

4. நக்ஸ்வாமிக்கா

சீரணக் கோளாறு, மலச்சிக்கல் ஆகியவற்றுடன் இணைந்து வேக்காடு இருந்தால் கொடுக்கலாம்.

இவை தவிர, பாரிட்டா கார்ப், பிரையோனியா, சைனா, பிளம்பம், ரஸ்டாக்ஸ் ஆகிய மருந்துகளையும் குறிகளுக்கு ஏற்பக் கொடுக்கலாம்.

மஞ்சட் காமாலை

(Jaundice)

மஞ்சட் காமாலை என்பது தனியாக ஒரு நோயல்ல. கல்லீரலில் ஏற்பட்டுள்ள ஒரு மோசமான நோயின் அடையாளமே இது.

பொதுவாக மிக அதிகமான உணர்ச்சிகள் கோபம், வருத்தம் தொந்தரவு, எரிச்சல்படுதல் ஆகியவற்றாலும், ஒழுங்கற்ற வாழ்க்கை முறையாலும், பித்தப்பை (Gall bladder) யின் வெளியேற்றும் பாதை பித்தக்கற்களால் (Gall Stone) தடுக்கப்படுவதாலும், பித்த நீர் இரத்தத்துடன் கலப்பதாலும், செரிமானக் குறைவாலும் ஏற்படுகிறது. கொய்னா, வீரம் ஆகிய மருந்துகளை அதிகமாகப் பயன்படுத்துவதாலும், மிகுதியான மதுபானம் அருந்துவதாலும் தோன்றலாம்.

நோயாளியின் சிறுநீர் மிக அதிகமாக மஞ்சள் நிறமாக இருக்கும். சில வேளைகளில் முகம், கை, கால்களிலும் மஞ்சள் நிறம் மிகுதியாகக் காணப்படும். கண்களின் வெள்ளை விழியில் மஞ்சள் நிறம் படரும். மேல் வயிற்றில் அல்லது விலா எலும்புகளுக்குச் சற்று கீழே குறிப்பாக வலது புறத்தில் இலேசான வீக்கமும், வலியும் காணப்படும். உணவு தேவையே இராது. உணவைக் கண்டவுடன் ஓர் அருவருப்பு ஏற்படும். நாக்கில் மஞ்சள் நிற மாசு படிந்திருக்கும். சில சமயங்களில் குமட்டலும் வாந்தியும் தோன்றும். மெதுவான நாடித்துடிப்பு காணப்படும். சோம்பல் மிகுந்திருக்கும்.

தொடக்கத்திலேயே குணப்படுத்தப்படா விட்டால் நீங்கா நோயாக நிலவி நீண்ட நாட்கள் தொல்லை தரும். சில சமயங்களில் - **சூழ்நிலை கெட்டிருப்பதால்** - தொத்து வியாதியாகவும், பரம்பரையாகவும் வரும்.

ஹோமியோபதி முறையில், இந்நோயை விரைவாகவும் முழுவதுமாகவும் குணப்படுத்தி விடலாம்.

மருந்துகள்

1. அக்கோனைட்

தொடக்க நிலையில் மிகுதியான சுரம், கல்லீரல் பகுதியில் குத்தும் வலி, தோல் மஞ்சள் நிறமாக இருப்பது; சிவப்பான, குறைவான சிறுநீர், மிகுதியான பயம், அதிகப்படியான மன உணர்வுகள் முதலியன.

2. சாமோமில்லா

பெரியதலை, திறந்த உச்சிக்குழி, பச்சையான, நீர் போன்ற புண் ஆக்குகிற வலியுடன் கூடிய மலம். கண்களின் வெள்ளை நிறப்பகுதி மஞ்சள் நிறமாக இருத்தல், கசப்பான சுவை, பித்த வாந்தி, மிகுந்த கோபம், எரிச்சல் உடையவராய் இருத்தல், பொறுமையின்மை, பொறுமையில்லாமல் பேசுதல். குழந்தைகள் ஓயாமல் அழுதல், தூங்கிக்கொண்டேயிருக்க வேண்டுமென விரும்புவது முதலியன.

3. நக்ஸ்வாமிகா

கல்லீரல் மிகவும் கடினமாகவும், வீங்கியுமிருத்தல், புளித்த நாற்றமுள்ள ருசி, உணவின் மீது வெறுப்பு, இடுப்பைச் சுற்றியுள்ள துணியைத் தளர்த்தி வைத்துக்கொள்ள வேண்டுமென்ற விருப்பம். மலச்சிக்கல், காலையில் நோய் அதிகரித்தல், ஒழுங்கற்ற வாழ்க்கை வாழ்பவர்களுக்கு இது பயன்படும்.

4. போடோபைலம்

பித்த நீர்க்குழாய், பித்தக் கற்களால் அடைக்கப்படும் போது ஏற்படும் மஞ்சட்காமாலை. மிகுதியான குமட்டல், வெளியேறும் பொருள்கள் அனைத்தும் மஞ்சளாயிருத்தல் கல்லீரல் கனமாகவும் புண் போன்றுமிருத்தல் முதலியன.

5. செலிடோனியம்

கல்லீரல் மிகுதியான கனமுடையதாயிருத்தல், மேல்வயிறு தொட முடியாமல் புண் போன்றிருத்தல், இலேசான தலைவலி, பித்தம் நிறைந்த புளித்தஏப்பம், தோள் பட்டை எலும்பிற்குள் வலி முதலியன.

குடல்வால் அழற்சி நோய்

(Appendicits)

சிறுகுடலும், பெருங்குடலும் இணையுமிடத்தில் பெருங்குடலில் இணைந்து வால் போல் தொங்கும் பகுதியை குடல் வால் என அழைக்கிறோம்.

பெருங்குடல் 1.5 மீ நீளமுள்ளது. அது கீழ்க்கண்ட பகுதிகளாகப் பிரிக்கப்பட்டுள்ளது. சீகமும் அதனுடன் சேர்ந்த குடல்வாலும் (Vermiform appendix) மேலேறு குடல், குறுக்குக்குடல், கீழிறங்குகுடல், வளைவுப் பெருங்குடல், மலக்குடல்.

குடல்வால், சீகத்தின் (Caecum) அடியில் (வலது இலியோசீகம் பள்ளத்தில்) அமைந்திருக்கிறது. குடல்வாலின்

பருமன் 1.செ.மீ க்கு அதிகம் இராது. அதன் நீளம் 7.9 செ.மீ வரை இருக்கும். குடல் வாலின் சுவரில் ஏராளமான நிண நீர்ச்சுழலைகள் காணப்படுகின்றன.

இந்தக் குடல்வாலின் அழற்சி சாதாரணமாக ஏற்படும் ஒரு நோயாகும். புழு போன்ற உருவில் வளர்ந்து தொங்கும் இந்த உடலுறுப்பு உடலுக்கு எவ்விதப் பயனும் உடையதாகத் தோன்றவில்லை. எனவேதான் இதற்கு (Appendix) என்ற பெயர் சூட்டப்பட்டுள்ளது. இதன் உண்மையான பணி என்ன என்று யாராலும் விவரித்துக் கூற இயலவில்லை.

எனினும் உடலில் ஏற்படும் கோளாறுகளை முன் கூட்டியே அறிவிக்கும் அபாயச் சங்கைப் போன்று இது பயன்படுகிறது.

இது ஏன் அழற்சியுற வேண்டும் என்பதை இதுவரை சரியாக விளக்க முடியவில்லை எனினும் இது அழற்சியுறும் போது, அதில் உணவுப் பொருள்கள் தங்கியுள்ளதையும், மலச்சிக்கல் இருப்பதையும், நோய்க்கிருமிகள் அதில் இருப்பதையும் கண்டுகொள்ள முடியும்.

காரணம் எதுவாயினும் இதில் அழற்சி ஏற்படும்போது, உடலின் ஏதோ ஒரு பாகத்தில் ஒருவகையான நோய் தோன்றியுள்ளது என்பதை நாம் அறிந்துகொள்ள இயலும்.

இந்தப் பாகம் நோயுறும்போது, அந்தப் பகுதியிலும் அதை ஒட்டி தொப்புள் வரையிலும் வலி மிகுதியாக இருக்கும். மிகுந்த காய்ச்சலும், குளிரும், நடுக்கமும் இருக்கும். நாடித்துடிப்பு மிகுதியாக இருக்கும். (100க்கும் மேலாக) மலச்சிக்கல் மிகுதியாக இருக்கும். வயிற்றோட்டமும் சில வேளைகளில் ஏற்படுவது உண்டு. அடிவயிற்றின் வலது பக்கம் மென்மையாகவும் வலி மிகுந்தும் இருக்கும்.

குடல் வாலில் சீழ்பிடித்து, சீழ் வெளியேறும்போது பெரிட்டோனியத்தில் சிறு துவாரங்கள் ஏற்பட்டு, பெரிட்டோனிட்டிஸ் என்ற நோய் ஏற்படலாம். இது மிகவும் அபாயகரமானது.

இந்த நோய் ஏற்பட்ட உடன் நோயாளியைப் படுக்கையில் கிடத்த வேண்டும். வலியுள்ள பகுதியில் சூடான ஒத்தடங்கள்

கொடுக்க வேண்டும். சீழ்ப்பிடிக்கும் நிலையிலிருந்தால் ஏற்ற மருந்தின் மூலம் சீழ் உண்டாகச் செய்தல் நலம். சீழ்ப் பிடித்து விட்டது என்றால் அனுபவம் நிறைந்த அறுவை மருத்துவரை அணுகி உதவி பெறுவதே ஏற்றது. ஏனெனில் நோயுற்ற குடல் வாலை நீக்கி விடுவதுதான் நல்லது என்று பெரும்பாலான மருத்துவர்கள் கருதுகிறார்கள்.

எனினும் மிகுதியாக முற்றாத நிலையில் நோய் இருந்தால் ஹோமியோபதி மருந்துகள் நோயைத் தடுத்து நிறுத்தும் ஆற்றல் உள்ளவையாயிருக்கும்.

மருந்துகள்

1. ஐரிஸ் டெனாக்ஸ்

இது குடல் வால் நோய்க்கே உரிய தனிச் சிறப்பான மருந்தாகக் கருதப்படுகிறது. குடல்வால் பகுதியில் வலி, எச்சில் ஊறாமை, வறண்ட வாய், தொடமுடியாத வலி முதலிய வற்றுக்குக் கொடுக்கலாம்.

2. அக்கோனைட்

நோயின் தொடக்கத்தில் தனியாகவோ அல்லது பிற மருந்துகளுடன் சேர்த்தோ அரை மணிக்கொரு முறை அல்லது 1 மணிக்கொரு முறை கொடுக்கலாம்.

3. நக்ஸ்வாமிக்கா

மிகுதியாக எரிச்சல் படுகின்ற நோயாளிக்கு, வயிற்றுப் பகுதியைச் சுற்றிலும் வலியும், பலமின்மையும், அடிக்கடி மலம் கழிக்க வேண்டுமென்ற எண்ணமும், மலச்சிக்கலும் உடைய நோயாளிக்குக் கொடுக்கப்பட வேண்டும்.

4. ஆர்சனிக் ஆல்பம்

வயிற்றில் எரிச்சல், வலி, தாகம், படுத்திருக்க விருப்பம் ஆனால் அமைதியின்மை. நள்ளிரவுக்குப் பின் நோய் அதிகமாதல் ஆகியவற்றுக்கு இதைக் கொடுக்கலாம்.

5. பெல்லடோனா

சிவந்த முகம், தலைவலி, தாகமில்லாத சுரம், படுத்தாலும் அசைந்தாலும், தொட்டாலும், நடந்தாலும் நோய் மிகுதியாகிறது.

இவை தவிர லைக்கோ போடியம், செலிடோனியம் ஐரிஸ் வெர்சிகோலர் ஆகிய மருந்துகளில் ஏதாவது ஒன்று தேவைப்படலாம்.

நோய் காலத்தில் எளிதாக சீரணிக்கும் உணவே பயன்படுத்தப்பட வேண்டும். வேண்டிய அளவு தண்ணீர் கொடுக்க வேண்டும்.

குடற் பிதுக்கம்

(Hernia)

வயிற்றின் அடிப்பாகத்தில் ஏதாவது ஒரு பகுதியில் குடல் இறங்கிப் பிதுங்கி ஒரு பந்து அல்லது கட்டிபோல் இருப்பது. இது அனைத்து வயதினரையும் ஏழை, பணக்காரர் என்று வேறுபாடின்றி பாதிக்கிறது. இம்மாதிரியான பிதுக்கல் பிறவியிலிருந்தும், ஒரு சிலருக்கு ஏதாவது வியாதிகளினால் ஏற்பட்ட பலவீனத்தாலும், கக்குவான் இருமல் போன்ற வியாதியாலும் தோன்றலாம். பிதுக்கம் ஏற்பட்டுள்ள இடத்திற்கேற்ப வகைப்படுத்தப்பட்டுள்ளது:

1. தொப்புள் பிதுக்கம் (Umbilical Hernia)
2. தொடை அரைப்பிதுக்கம் (Inguinal Hernia)
3. தொடைப் பிதுக்கம் (Femoral Hernia)
4. விரைப்பைப் பிதுக்கம் (Scrotal Hernia)

பிதுக்கத்தின் தன்மைக்கேற்ப அதை மூன்று வகையாகப் பிரிக்கலாம்:

1. குறைக்கக்கூடிய பிதுக்கம் (Reducible Hernia)
2. குறைக்கமுடியாத பிதுக்கம் (Irreducible Hernia)
3. அழுத்துகிற பிதுக்கம் (Strangulated Hernia)

எதுவாயினும் பிதுக்கம் அபாயகரமான ஒரு நோயாகும். பிதுக்கம் ஒரு புடைப்பு போன்றதாக இருக்கும். உள்ளே தள்ளினால் ஒரு சிறிய ஒலியுடன் உள்ளே போய்விடும். சிலவகைப் பிதுக்கங்கள் படுத்தவுடன் உட்சென்று விடும். சில சமயங்களில் நடப்பதாலும், கனமான பொருள்களைத் தூக்குவதாலும், முக்குவதாலும் விரைப்பையையும் தாக்கும்.

இந்தப் பிதுக்கம் மிகுந்த வலியுடையதாகவும், தொட முடியாததாகவும் இருந்தால் அதன் கடுமையை நீக்க முதலில் மருந்துகள் கொடுக்கப்பட வேண்டும். பின்னர் இந்தப் பிதுக்கம் தானாகவே சிறிது சிறிதாக உட்செல்வது நிகழ்கிறது. சில சமயங்களில் சூடான ஒத்தடங்கள் கொடுப்பதோ அல்லது வெந்நீரில் குளிப்பதோ துன்பத்தைக் குறைக்கிறது. குடற் பிதுக்கம் ஏற்பட்டுள்ள பகுதிகளில், ஐஸ்கட்டிகளை உடைத்து ஒரு பையில் வைத்துக் கட்டுவதும் நோயாளியின் துன்பத்தைக் குறைக்கிறது. கீழ்க்கண்ட மருந்துகள் கடுமையான நிலையிலும் கூடப் பயனுள்ளதாக இருக்கும்.

மருந்துகள்

1. அக்கோனைட்

மிகுதியான காய்ச்சலும், வேகமாகத் துடிக்கும் நாடியும், பாதிக்கப்பட்ட இடங்கள் மிகுந்த வீக்கம் உடையவையாகவும், தொட முடியாதவாறும் இருந்தாலும், கசப்பான, பித்தவாந்தி இருந்தாலும், வலி மிகுந்து அமைதியற்றுமிருந்தாலும், குளிர்ந்த வியர்வை மிகுந்திருந்தாலும், இம்மருந்து கொடுக்கப்பட வேண்டும். பெரும்பாலான சமயங்களில் இம்மருந்து மட்டுமே நோயைக் குணப்படுத்தும் ஆற்றல் கொண்டதாக விளங்கலாம். சிலவேளைகள் கொடுத்து முழுதும் குணமாகவோ, குறையவோ இல்லையென்றால்-

2. சல்பர்

கொடுக்கப்பட வேண்டும். முதல்முறை கொடுக்கப்பட்டவுடனேயே நோயாளி தூங்கிவிட்டால் அவர் அமைதியான

சூழ்நிலையில் தூங்குவதற்கு ஏற்ப வசதிகள் செய்து கொடுத்து கவனிக்க வேண்டும்.

3. நக்ஸ்வாமிகா

பிதுக்கம் வலி நிறைந்ததாகவோ அல்லது வீக்கமும் மென்மையும் நிறைந்ததாகவோ இல்லாத நிலையிலும், வாந்தி கடுமை குறைந்தும், ஆனால் மூச்சு விடுவதற்குத் திணறும் போதும், அந்தப் பிதுக்கம், உணவில் நிகழ்ந்த தவறுகளால் ஏற்பட்டிருந்தாலும், அதிகமான குளிரிலோ அல்லது வெயிலிலோ அலைந்து திரிந்திருந்தாலும். மிகுந்த உணர்ச்சி வசப்பட்டிருந்தாலும் ஏற்பட்டிருந்தால், இதைக் கொடுக்கலாம்.

4. ஓபியம்

நக்ஸ்வாமிகா பயனற்றதாக இருக்கும்போது இம்மருந்து கொடுக்கப்பட வேண்டும். இம்மருந்தை, வயிறு கல் போன்றும், பொருமியுமிருந்தாலும், புளித்த ஏப்பமோ அல்லது வாந்தியோ வாந்தியில் மலமோ காணப்பட்டாலும் நக்ஸ்வாமிகாவுக்கும் முன்னரே கொடுக்கப்பட வேண்டும்.

5. லைக்கோபோடியம்

வயிறு மிகுதியாகப் பொருமி இருந்தால், வலது பக்கம் குடற் பிதுக்கம் இருந்தால் கொடுக்கப்பட வேண்டும். ஆண்களைக் காட்டிலும் பெண்களுக்கு மிகுதியாகப் பயன்படும்.

தேவைப்படும் வேறு மருந்துகள்: காக்குலஸ்; ஆசிட் சல்ப்; பெல்லடோனா; முதலியன.